西北大学"双一流"建设项目资助
（Sponsored by First-class Universities and Academic Programs of Northwest University）
国家自然科学基金项目（72301210，72071042）资助
（Sponsored by National Natural Science Foundation of China）

孙 欢◎著

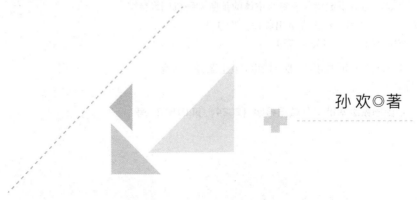

信息不对称下
健康服务参与主体的
预防激励机制设计

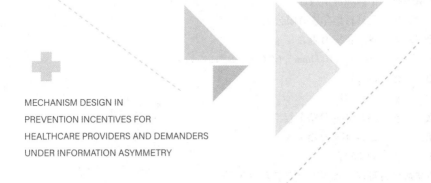

MECHANISM DESIGN IN
PREVENTION INCENTIVES FOR
HEALTHCARE PROVIDERS AND DEMANDERS
UNDER INFORMATION ASYMMETRY

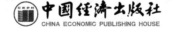

中国经济出版社
CHINA ECONOMIC PUBLISHING HOUSE

·北 京·

图书在版编目（CIP）数据

信息不对称下健康服务参与主体的预防激励机制设计／
孙欢著．－－北京：中国经济出版社，2024.4
ISBN 978－7－5136－7739－4

Ⅰ.①信… Ⅱ.①孙… Ⅲ.①医疗卫生服务－研究
Ⅳ.①R197.1

中国国家版本馆 CIP 数据核字（2024）第 078124 号

责任编辑　贺　静　邓婉莹
责任印制　马小宾
封面设计　任燕飞工作室

出版发行　中国经济出版社
印　刷　者　北京科信印刷有限公司
经　销　者　各地新华书店
开　　　本　710mm×1000mm　1/16
印　　　张　11.25
字　　　数　174 千字
版　　　次　2024 年 4 月第 1 版
印　　　次　2024 年 4 月第 1 次
定　　　价　69.00 元
广告经营许可证　京西工商广字第 8179 号

中国经济出版社 网址 http://epc.sinopec.com/epc/ 社址 北京市东城区安定门外大街 58 号 邮编 100011
本版图书如存在印装质量问题，请与本社销售中心联系调换（联系电话：010－57512564）

序言

　　本书是机制设计理论应用到疾病预防过程的探索，旨在通过对疾病预防过程中各参与主体设计激励机制以改善预防效果，是信息不对称情形下对个体、社会与疾病之间复杂关系的深刻洞察。

　　预防激励机制是信息不对称情形下提升疾病预防效果的一种方式，旨在实现疾病防治过程中社会和个体整体利益的最大化。作者从健康服务提供者、健康服务需求者以及政府等不同主体的利益出发，提出了疾病预防中的可持续性改进策略，引导不同主体提高预防激励的积极性。这是一种对实际操作中可能出现问题的深度挖掘和预见，可为应对同类问题提供较好的逻辑思维模式。

　　关于遗传病的预防激励机制设计，作者通过精心设计的健康保险组合，确保各方利益得到统一，促使各方真诚合作。这不仅为解决高风险个体可能存在的欺诈和隐瞒问题提供了方案，更为健康系统避免高风险个体进行风险转移提供了解决思路。本书对定价策略、个体选择的影响因素等细节方面的探讨，具有理论意义且符合实际场景。本书提出了一种结合具体情境应用机制设计理论的理论创新路径，值得相关领域的研究者阅读。

　　关于常见慢性病的预防激励机制设计，作者给出了具有实际可操作性的建议。基层医疗卫生机构权利和责任的明确、职能的拓展，以及补贴方案的细化，都是为了更有效地激励健康服务各参与主体的预防积极性。这些建议不仅具有理论依据，更具有实践价值，对于提高预防服务的质量和效率具有重要的指导意义。

关于突发传染性疾病的预防激励机制，作者设计了针对健康系统的双重激励以及针对个体的预防补贴规则，为更好地应对突发性疫情、降低疾病传播风险提供了参考依据。

本书是对健康管理领域中预防激励体系较为全面且深入的研究，作者不仅提出了新的理论框架和激励机制设计思路，还通过数理分析和实际数据验证了其有效性。相信本书的出版将对健康管理领域产生一定的影响，并为后续相关研究和实践提供有力的指导及参考。本书是在作者攻读我指导的博士研究生期间形成的研究思路与方法基础上完成的成果，其内容均经过了反复推敲与验证，作者也在这个过程中养成了良好的研究习惯，期待他在未来的研究中取得更多的突破和成就。

王海燕

2024 年 3 月

于东南大学

前言

　　医疗支出的日益增加，给政府、健康服务提供者和健康服务需求者带来了巨大的经济压力。在健康管理中，预防服务作为一种降低成本的重要手段已经被广泛应用。然而，在现实中，预防服务的效果往往并不理想，一个重要原因是，缺乏对预防服务相关主体的激励。另外，由于健康服务需求者存在信息优势，政府和健康服务提供者很难准确地了解此类群体在健康服务中的真实私人信息，影响了相关政策的制定及健康服务效果的落实。为解决上述问题，提高预防效用，本书基于机制设计理论，针对不同情形下的预防服务，提出了相应的激励政策和手段，以提升预防效率。

　　首先，本书对不同情形下的预防管理进行了分类，分析了每类情形下各参与主体的需求、结构和运营模式，并在此基础上提出了基于机制设计理论的多主体预防激励体系。通过对个体理性和激励相容约束的构建，本书完善了预防激励体系的评价，打造了一个"明确需求—模式改进—合理性检验"的闭环系统，解决了真实私人信息无法获取情形下的预防激励机制设计问题。

　　其次，本书根据健康服务提供者是否有动机进行预防，将研究分成了健康服务提供者主导下的预防激励机制设计和政府主导下的预防激励机制设计。在健康服务提供者主导的预防激励机制设计中，本书又根据

1

实际研究了携带遗传病基因的个体的健康保险方案设计。在政府主导的预防激励机制设计中，本书分别研究了针对常见慢性病和突发传染性疾病的机制设计。

在遗传病的预防管理方面，为防止具有高遗传风险且掌握异质性私人信息的群体通过信息优势将风险转嫁给健康系统，本书依据合同设计理论、保险组合方案在价格和服务上的差异，在无法获取上述群体私人信息的前提下，引导个体选择最合适自己的方案，并最终实现健康系统的最大效用。本书设计的机制使得各方利益一致，促使各方真诚合作，消除了高风险个体欺诈和隐瞒的动机。

在慢性病的预防管理方面，考虑到健康服务供需双方都可能缺乏预防热情，本书通过机制设计理论，在保证健康服务需求者使用真实信息的前提下，对原有固定补贴进行了细分，提高了健康服务供需双方的预防积极性；同时，调整了基层医疗卫生机构对结余补贴的使用权，提高了健康服务供需双方的预防积极性，增加了各个主体的最终效用。

在突发传染性疾病的预防管理方面，考虑到维持健康服务提供者运营的同时吸引更多健康服务需求者参与预防，本书采用机制设计理论，设计了针对健康服务供需双方的补贴－惩罚机制，最终验证了该机制的有效性。本书设计的机制具有积极的网络效用，即随着参与人数的增多，各个主体的效用增加。因此，政府可以通过鼓励个体的朋友推荐预防形式，达到全体效用增加的目标。

本书通过机制设计理论，利用预防激励规则，将健康服务各参与主体利益一致化，从而使得具有信息优势的一方自发报告真实的私人信息，有效解决隐瞒信息的问题；同时，本书提出的预防激励规则激发了健康服务各参与主体的积极性，提升了预防效率。在理论上，本书为机制设计理论提供了丰富的背景，为进一步深化和完善机制设计理论奠定了基础。在实践上，本书的相关研究成果已经转化为管理学建议，以帮助政府和医疗机构在相似环境下更好地进行决策。

　　由于笔者水平有限，本书内容仅是相关研究领域中的点滴成果，对于本书的不足之处，恳请有关专家和读者批评指正。

孙　欢

2023 年 12 月

于西北大学

目录

图表目录

第一章　绪论

1.1　研究背景、研究目的与研究意义

1.1.1　研究背景

随着我国社会与经济的快速发展，居民的健康需求不断推动着传统的"以疾病为中心"的治疗康复模式向新型的"以人的健康为中心"的预防和健康管理模式转变。传统的健康服务主要包括治疗、护理等内容，运行机构为大中型医院，出资方包括国家医疗保险机构和个人（Sun, Wang, and Steffensen, 2022）。由于医疗资源的有限性以及人们对医疗服务需求的日益增长，医疗支出逐年递增（Shaban, Rabie, and Saleh, 2020）。据统计，2020 年，我国的医疗支出已经占到当年国内生产总值（GDP）的7.12%[①]。逐年增长的医疗支出给国家和人民带来了沉重的经济负担（Liu et al. , 2018），而在健康管理中，预防服务因为其低成本和高效率等特点受到广泛关注（Wu et al. , 2021；Vally, 2020；McAleer, 2020）。因此，由传统的"治疗为主"转向"防治结合"的改革呼声越来越高（贾洪波，2010），这就从实际运营角度对设计合理的预防激励机制和提高预防效率提出了要求。本书的研究对象是对健康服务（包括预防服务和治疗服务）、健康服务供需双方及其运营机制的管理。

随着我国医疗政策由"治疗为主"转向"防治结合"，预防作为一种

---

　　①　规划发展与信息化司 . 2020 年我国卫生健康事业发展统计公报［EB/OL］. (2021 – 07 – 13)
［2024 – 01 – 19］. http://www. nhc. gov. cn/guihuaxxs/s10743/202107/af8a9c98453c4d9593e07895ae0493c8. shtml.

低成本、高效率的健康管理模式，越来越受到人们青睐。早在 3000 多年前，《周易·既济》中就有"防患于未然"的说法。预防服务不但有利于缓解政府和人民在医疗领域日益增长的支出，也可以"防微杜渐"，提高人民的健康程度和幸福感。党的十九大报告指出，要完善国民健康政策，为人民群众提供全方位全周期健康服务；深化医药卫生体制改革，全面建立中国特色基本医疗卫生制度、医疗保障制度和优质高效的医疗卫生服务体系，健全现代医院管理制度；加强基层医疗卫生服务体系和全科医生队伍建设；坚持预防为主，深入开展爱国卫生运动，倡导健康文明生活方式，预防控制重大疾病①。因此，设计新型健康政策、卫生制度以适应国家提出的预防要求成为亟待解决的问题。2019 年 7 月 15 日发布的《国务院关于实施健康中国行动的意见》中提出"预防是最经济最有效的健康策略""坚持预防为主"，为我国健康管理事业的发展提供了政策保障并指明了方向②。这就从政策上提出了利用机制设计提高预防服务效率的要求。

目前，全世界范围内已有诸多机构、组织及政府相关部门制定了相关策略和规则以鼓励预防。例如，国家卫生健康委发布的《健康中国行动（2019—2030 年）》多次强调，要坚持"预防为主，防治结合"的原则，促进从"医疗为主"向"健康为主"的转变③。在美国，著名的凯撒医疗集团也是以"健康"为中心，注重防治结合的典范（梁园园等，2020）。

随着新冠疫情等全球性公共卫生事件频发，用于激励广大人民群众推进积极预防的各项政策也应运而生。比较典型的，如我国的"动态清零政策""入境隔离政策"（刘又宁，2021），欧洲国家的"3G 政策"（即进入公共场所需要出示疫苗接种证书、新冠感染康复证明或新冠病毒核酸检测

---

① 习近平:决胜全面建成小康社会 夺取新时代中国特色社会主义伟大胜利——在中国共产党第十九次全国代表大会上的报告(2017 年 10 月 18 日)[EB/OL]. (2017 – 10 – 27)[2024 – 01 – 19]. http://www. gov. cn/zhuanti/2017 – 10/27/content_5234876. htm.

② 国务院. 国务院关于实施健康中国行动的意见[EB/OL]. (2019 – 07 – 15)[2024 – 01 – 19]. http://www. gov. cn/zhengce/content/2019 – 07/15/content_5409492. htm.

③ 健康中国行动推进委员会. 健康中国行动(2019—2030 年)[EB/OL]. (2019 – 07 – 15)[2024 – 01 – 19]. http://www. gov. cn/xinwen/2019 – 07/15/content_5409694. htm.

阴性证明）等。这些政策的有效性，逐渐成为衡量国家或地区处理危机时软实力的象征。事实上，这些政策的制定与实施，不但反映了国家的治理水平和治理能力，也离不开人民对国家政策的支持与配合（Dave and Kaestner, 2009）。如何提高人民的预防积极性，成了健康管理中的一大难题。

当前，已有的预防规则大多建立在旧的供求关系与现实情境基础之上。这些预防规则为促进我国医疗政策从"治疗为主"向"防治结合"转变发挥了重要作用。然而，在这些预防规则之下依旧存在部分问题无法解决。例如，预防作为一种新的服务方式，压缩了以治疗为主的传统盈利模式，导致医院等机构往往不愿进行主动预防（Geyman, 2021）。虽然已有部分地方政府给出了用于预防的专项拨款，但由于拨款的专项款性质，无法有效激励医疗机构进行预防。对于个体（健康服务需求者）而言，配合预防建议常常被其视为额外负担，加之预防效果的不确定性，导致个体的主动预防意愿较低。同时，个体的预防努力或部分健康信息通常作为其私人信息，无法被其他主体（政府、医院）获取（Sun, Wang, and Steffensen, 2022）。这些私人信息为相关主体设计、制定预防激励机制增加了难度。

机制设计理论作为一种引导各方通过博弈达到设计者目标的工具，被广泛应用于信息不对称情形的研究，并且常常被视为实现共同利益最大化的手段（Rardin, 1978；Narahari, 2014）。健康管理中存在大量的信息不对称情形。例如，个体在购买健康保险时，健康系统很难获取个体的私人遗传信息，而个体自身则持有该信息。又如，在慢性病管理中，个体的预防努力行为通常是在家完成的，基层医疗卫生机构无法掌握其具体情况。因此，将机制设计理论与健康管理中的实际问题相结合，是机制设计理论的重要实际应用，同时对机制设计理论的进一步发展具有积极意义。基于机制设计理论，在信息不对称情形下改进原有预防策略，提高预防效率，具有重要的理论意义和现实价值。

针对上述问题，本书在西北大学"双一流"建设项目，以及国家自然科学基金青年项目（项目编号：72301210）、国家自然科学基金面上项目（项目编号：72071042）的资助下，分别对两个情境（健康服务提供者主导和政府主导）和三类疾病（遗传病、慢性病和突发传染性疾病）进行预防激励机制设计研究。具体来说，主要回答以下研究问题。

第一，本书关注到，现有预防激励规则的设计存在缺乏系统性、碎片化等问题。为解决这些问题，首先需要分析在该体系中所有可能的参与主体，包括政府、保险公司、基层医院、患者等。对于每类主体在预防中的具体需求以及需要克服的困难，也需要有深入了解。

首先，在了解各参与主体的需求和困难后，需要根据目前已经存在的预防激励机制，详细分析现有预防激励规则的结构，以了解其合理性及其给预防带来的影响。这个过程需要我们深入研究和对比各种预防激励规则的效果，并通过实证研究验证其有效性。

其次，从运营角度出发，需要进一步分析目前运营中存在的问题，如补贴分配不均、监督机制不完善等，并且提出改进思路。这需要运用运营管理的理论和方法，结合实际情况，提出一套科学、合理、可操作的改进方案。

最后，需要给出一套预防激励机制设计的标准化流程。这个流程应该包括预防激励规则的设计、补贴分配、监督机制等多个方面，并且需要保证这套机制能够有效地提高预防效果，同时要考虑如何平衡各参与主体的利益和需求。这套标准化流程不仅需要理论支持，还需要通过实证研究验证其可行性和有效性。

因此，本书需要研究的第一个问题是：如何系统性地建立健康服务的预防激励机制？

第二，本书关注到，在个体掌握自身遗传信息的情况下，健康系统往往无法获取该信息，这可能导致个体隐瞒该信息并购买健康保险，将风险转移给健康系统，从而使其成本增加。为解决这个问题，需要设计可以满足各种个体需求的保险组合方案。

首先，需要了解需求和偏好不同的个体有不同的健康需求与风险承受能力。因此，需要设计不同类型的保险方案。例如，对于高风险人群可能需要提供更高保额的保险，而对于低风险人群则可以提供更低保额的保险。此外，还需要考虑个体的经济状况和支付能力，以确保保险方案的价格合理，能够被个体接受。

其次，需要考虑如何平衡个体和健康系统的利益。个体希望通过购买保险转移风险，而健康系统则希望通过个体购买保险保持自身稳健的财务状况。因此，需要通过风险管理等手段合理分配保险费用和风险承担比例，以实现个体和健康系统的双赢。

最后，需要考虑如何降低健康系统的误判风险。因为个体掌握自身遗传信息而健康系统却无法获取，所以该信息可能会导致健康系统对个体风险的误判，需要设计一些机制来降低误判风险。

因此，本书需要研究的第二个问题是：当个体掌握自身遗传信息而健康系统无法获取该信息时，如何设计健康保险组合以适应各种个体需求？

第三，本书关注到，在常见慢性病预防中，患者和基层医院往往缺乏预防激励，这可能导致预防工作的低效甚至无效。为解决这个问题，需要设计预防激励机制，以提高患者和基层医院的预防积极性，并且明确其低效运营所需承担的责任。

首先，需要了解患者和基层医院的需求及困难。对于患者，他们可能希望了解自己的病情、预防措施，以及如何获得相应的补贴和治疗方案；对于基层医院，它们可能需要更好的医疗设施以提高医疗服务质量，并且吸引更多的患者进行有效的预防工作。

其次，可以设计相应的补贴机制和方案，以提高患者和基层医院的预防积极性。例如，可以设立针对患者的奖励机制，鼓励他们积极参与慢性病预防工作；同时，向基层医院发放一定数额的补贴，用于改善医疗设施条件和提高医疗服务质量等。

再次，需要考虑如何平衡患者和基层医院的利益关系，并明确各自的责任和义务，防止出现相互推诿或争夺资源等情况。例如，可以通过协议明确患者和基层医院的职责与权利关系，同时建立相应的监督机制以确保双方都能履行自己的职责和义务，提高整个预防工作的效率和质量。

最后，需要考虑如何降低成本和提高效率，以实现资源的优化配置。由于慢性病预防需要长期投入大量的医疗资源和资金，有必要通过科学的方法和技术手段降低成本、提高效率，实现资源的优化配置，避免浪费资源的情况发生。例如，可以通过建立慢性病管理数据库和信息化平台等方式，实现资源共享与优化配置，提高整个预防工作的效率和质量。

因此，本书需要研究的第三个问题是：在常见慢性病预防中，如何设计预防激励机制以提高患者和基层医院的预防积极性，并明确其低效运营所需承担的责任？

第四，本书关注到，在突发传染性疾病的预防中，健康系统需要通过积极监督个体来控制疾病的传播，同时要吸引更多的个体进行预防。为实现这个目标，需要设计预防激励机制以鼓励健康系统通过积极监督个体达到补贴平衡，从而吸引更多的个体进行预防。

首先，需要了解健康系统的需求和困难。健康系统可能需要更好的监测和预警系统以及时发现疫情并采取措施，同时需要吸引更多个体进行预防接种以控制疾病的传播。

其次，可以设计相应的补贴机制和方案，以鼓励健康系统积极监督个体进行预防。例如，可以给予健康系统一定数额的补贴，用于建立监测和预警系统以及开展宣传教育等活动，同时可以向个体发放一定数额的补贴或奖励以鼓励他们参与预防接种。

最后，需要考虑如何降低成本和提高效率等问题。例如，可以通过建立标准化流程等方式实现快速响应和高效处理，同时可以利用大数据、人工智能等技术手段，对疫情数据进行挖掘和分析以提高决策的科学性和准确性等。

因此，本书需要研究的第四个问题是：在突发传染性疾病的预防中，如何设计预防激励机制以鼓励健康系统通过积极监督个体达到补贴平衡，同时吸引更多个体进行预防？

1.1.2 研究目的

本书拟通过对健康管理中的预防激励机制设计进行研究，为我国推动实施"防治结合"策略作出贡献。具体包括以下目标。

（1）明确预防机制设计系统在预防激励中的作用，促进预防服务高效发展，保证预防管理可持续运行。

预防机制设计系统在预防激励中扮演着至关重要的角色。通过系统性的预防机制设计，可以有效地促进预防服务的高效发展，保证预防管理可持续地运行。该系统不仅关注个体的预防激励，还关注健康系统中各参与主体的激励，旨在实现整体预防工作的协调和高效运转。

预防机制设计系统的作用主要体现在以下几个方面：首先，通过合理的补贴机制，提高患者和基层医院的预防积极性，引导他们积极参与预防工作；其次，通过有效的监督机制，确保各方能够履行职责和义务，实现资源的优化配置；最后，通过科学的评估机制，对预防效果进行客观评价，为进一步完善预防机制提供参考。

为实现上述目标，预防机制设计系统需要具备以下几个特点：一是系统性，即要全面考虑所有可能的参与主体，确保预防激励规则的设计具有全面性和针对性；二是科学性，即要基于科学的理论和方法进行设计，确保预防激励规则的有效性和可操作性；三是可持续性，即要考虑到长期发展的需要，确保预防激励规则能够适应环境和需求的变化。

明确预防机制设计系统在预防激励中的作用，可以更好地理解预防服务的内在机制，推动预防工作高效发展，为保障公众健康作出更大的贡献。

（2）阐明机制设计理论在预防激励中的研究机理，揭示在信息不对称情形下健康服务供需双方的决策行为变化规律。

机制设计理论在预防激励中具有重要的研究价值。该理论关注如何通过制度设计和优化引导、约束行为实现既定目标。在预防激励中，机制设计理论可以用来解释和预测健康服务供需双方的决策行为在信息不对称情形下的变化规律。

在信息不对称这一情形下，健康服务供需双方对信息的掌握程度存在差异。例如，患者可能无法完全了解自身的健康状况和预防措施的效果，而基层医院则可能无法完全了解患者的需求和偏好。这种信息不对称可能导致健康服务供需双方在决策时产生偏差。

机制设计理论可以通过对信息不对称情形下健康服务供需双方的决策行为进行分析，为预防激励规则的设计提供理论支持。例如，可以通过研究患者的需求和偏好以及基层医院的服务供给能力，制定有针对性的补贴政策，提高健康服务供需双方的匹配度；可以通过建立透明的监督机制，降低信息不对称程度，提高服务质量；可以通过设计科学的风险评估方法，对健康服务供需双方的决策风险进行预测和管理。

机制设计理论在预防激励中的研究机理可以帮助读者更好地理解健康服务供需双方在信息不对称情形下的决策行为，为优化预防激励规则提供理论支持和实践指导。

（3）为政府和健康服务机构提供具体的预防激励规则以及相关建议，推动"防治结合"和"以健康为主"等理念落地。

上述对预防机制设计系统作用和研究机理的分析，可以为政府和健康服务机构提供具体的预防激励规则以及相关建议。

对于政府而言，可以在政策层面制定一系列预防激励规则以引导公众参与预防工作。例如，可以设立针对患者的奖励机制，鼓励他们积极参与慢性病预防工作；同时，可以向基层医院发放一定数额的补贴，用于改善医疗设施条件和提高医疗服务质量等。此外，政府还需要建立完善的监督机制和评估体系，确保预防激励规则的有效实施和预防工作的顺利进行。

对于健康服务机构而言，可以积极响应政府的激励政策并制定具体实施方案。例如，可以推出针对患者的健康教育计划和预防保健服务计划；同时，可以加强与基层医院的合作与交流，提高服务质量和效率。此外，健康服务机构还可以通过市场化手段进行自我创新和改进，如推出针对不同人群的个性化预防服务等。

为政府和健康服务机构提供具体的预防激励规则以及相关建议是十分

必要的，这有助于推动"防治结合"和"以健康为主"等理念落地，实现健康服务的可持续发展，为建设健康中国贡献力量。

1.1.3 研究意义

1. 理论意义

本书通过对预防激励机制设计的研究，为机制设计理论提供了丰富的健康管理情境，为拓展机制设计理论奠定了基础。具体来说，本书通过对各种实际情况下的预防激励机制设计进行研究，给出了关于机制设计理论的一些符合现实问题的新定义、新概念，细化了机制设计中关于个体理性的定义与证明。

2. 应用价值

通过设计不同情形下激励参与主体进行预防的规则，本书分别为健康系统关于遗传病的保险方案设计提供了相应的建议与应对策略，为政府主导下的慢性病预防提供了补贴策略和权责明晰建议，为政府主导下的突发传染性疾病提供了补贴－惩罚策略，这些策略已被证明有助于降低机制设计主导方的成本，提高各参与主体的预防努力，最终提高预防效率。

各部分内容的研究意义概括如下。

一是健康服务预防激励机制的建立完善了疾病预防激励体系，解决了目前预防激励机制设计中存在的系统性和碎片化问题，提出了一套科学、合理、可操作的预防激励机制。通过分析所有可能的参与主体及每类主体在预防中的需求和困难，优化现存预防激励机制的结构，提高预防效果。同时，从运营角度出发，针对存在的问题提出改进思路，给出预防激励机制设计的标准化流程。这一研究对于推动健康服务预防工作高效发展、保障公众健康具有重要意义。

二是对异质性遗传私人信息群体的健康保险组合的研究是对传统健康保险的补充。该部分研究针对个体掌握自身遗传信息但保险公司无法获取该信息的情况，探讨如何设计适应不同个体需求的保险组合方案，降低个体隐瞒信息的动机，从而减少健康系统的误判，提高预防效用。这一研究对于维护健康保险市场的公平性、稳定性，保障个体权益具有重要意义。

三是针对常见慢性病的预防激励机制设计的研究丰富了机制设计理论。该部分研究针对常见慢性病预防中患者和基层医院缺乏预防激励的问题，提出了一种新的预防激励机制设计。通过细分补贴并将一部分补贴用于患者，扩大基层医院使用补贴的自主权利，明确其低效运营需要承担的责任，并实例证明设计的机制能提高慢性病预防效用。这一研究对于提高慢性病预防效果、减轻基层医疗负担具有重要意义。

四是针对突发传染性疾病的预防激励机制设计为突发应急管理提供了理论支撑。该部分研究针对突发传染性疾病的危害，提出了一种新的预防激励机制设计。通过设限补贴和数量奖励等手段，鼓励健康系统在积极监督个体的同时吸引更多个体参与预防；同时，向个体发放补贴以激励其进行预防。这一研究对于提高突发传染性疾病的防控效果、保障公众健康具有重要意义。

1.2　国内外研究现状

本书属于"以个体为中心"的健康管理研究，因为无论政府还是医疗机构，都是以个体为中心进行激励和服务的，所有的预防规则和政策，最终都直接或间接地落在个体身上。文献综述分为两部分，首先从不同视角给出提高预防效率的相关研究，其次分析机制和规则对提高预防效率的影响。本书研究内容与相关文献的关系如图 1.1 所示。

1.2.1　不同视角下健康管理中的预防管理

本节分别基于健康服务提供者、健康服务需求者，以及健康服务供需双方交互三个视角分析如何提高健康服务的效用，重点关注以预防为手段提高健康服务效用的研究，如图 1.2 所示。

1. 基于健康服务提供者视角的预防管理

从健康服务提供者的现有研究来看，可以通过协调部门间服务效率以及对各部门的预防激励策略来提高健康服务的效率。其中，对协调部门间

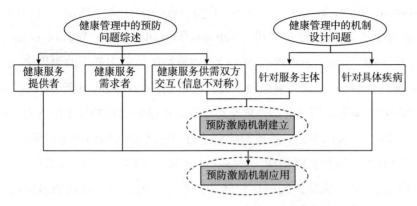

图 1.1 本书研究内容与相关文献关系

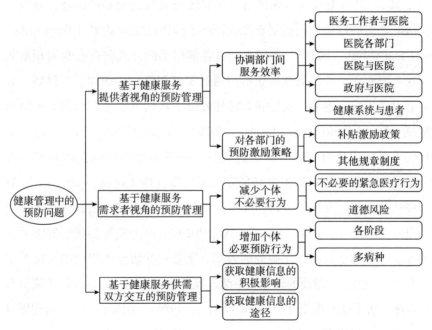

图 1.2 不同视角下健康管理中的预防问题综述

服务效率的研究包括医务工作者与医院之间的相互作用（Zhang et al.，
2020）、医院各部门之间的相互作用（Zheng et al.，2018；Capoccia et al.，
2004）、医院与医院之间的相互作用（Wang et al.，2020；Teymourifar，
Kaya，and Ozturk，2020）、政府与医院之间的相互作用（Diana，Safrin，

and Rosliza, 2019; Best et al., 2021; Tejativaddhana et al., 2020), 以及健康系统与患者之间的相互作用 (Van and Verkaik, 1989; Warnke et al., 2014; Ghamat, Zaric, and Pun, 2018)。加班是医生效率低下的原因之一, Exact hill–climbing 算法可有效减少加班的可能性和预期的加班 (Zhang et al., 2020)。临床部门之间的高度互动可以降低逆向选择的发生率 (Zheng et al., 2018)。临床中, 一些药剂师会通过对患者进行抑郁症等心理疾病科普, 帮助患者进行初级预防 (Capoccia et al., 2004)。受临床部门之间关系不同的影响, 医院之间的医疗转诊门槛也有所不同。在阈值范围内, 转移的患者越多越好; 超过阈值, 患者转移将降低医疗服务的效率 (Wang et al., 2020)。针对私立医院价格昂贵导致公立医院拥挤的问题, 政府与私立医院之间的定价合同机制有效地提高了健康系统的效率 (Teymourifar, Kaya, and Ozturk, 2020)。各国也通过各部门不同方式的配合提高预防效率。在马来西亚, 非传染性疾病部门通过实施初级、二级和三级预防, 分别对心血管疾病、癌症、糖尿病和慢性呼吸道疾病开展全民检测和预防水平测试 (Diana, Safrin, and Rosliza, 2019)。美国则加强了国家同地方卫生局的关系, 通过对大脑健康进行宣传、普及心血管疾病预防知识等方式, 降低阿尔茨海默病及相关痴呆症的患病率 (Best et al., 2021)。针对新冠疫情的控制, 泰国的乡村初级医疗机构通过与多部门结合, 达到了更快、更好的效果 (Tejativaddhana et al., 2020)。以上交互都属于健康系统内的互动, 目标是提高医疗服务的效率。还有一些研究则以健康系统为主体。有研究指出, 对健康的研究应该纳入健康管理系统, 只有这样才能更有效地发挥预防干预的作用 (Van and Verkaik, 1989)。例如, 一些支付规则可以帮助提高健康服务的有效性 (Warnke et al., 2014; Ghamat, Zaric, and Pun, 2018)。不同规则的目标也有所不同, 例如将一次性付款与每日递减费率相结合, 有助于降低患者再入院率 (Warnke et al., 2014), 还有研究为患者提供了更好的治疗方法 (Ghamat, Zaric, and Pun, 2018)。本书虽然也是从健康系统的角度进行研究, 但与上述文献的不同之处在于, 本书是通过设置一种机制实现预期效果, 从而引导个体与健康系统进行互动。

对激励各部门开展预防工作的策略的研究，主要包括补贴激励政策以及其他规章制度。对补贴激励政策的研究，主要包括各级政府主导情形下的相关补贴激励，以及无政府或政府未占主导情形下的激励协调策略。关于美国州政府的补贴激励，研究发现，对基层疾病预防和州级资源协调的奖励，减少了药物滥用（Diana, Landy, and Flanagan, 2014；Orwin et al.，2012）。其中，区别于 Diana 等（2014）的研究，Orwin 等（2012）更侧重于数据分析。关于中央政府的补贴奖励，Fleetcroft 等（2014）通过研究特定药物的预防干预效果，肯定了财政激励对预防的积极效果。也有研究关注了政府激励对患者随访和预防咨询的影响，结果表明，取消财政激励措施会显著减少患者的预防行为（Appleton et al.，2021）。通过研究政府对不同医院的运营补贴策略，Zhou 等（2017）给出了不同情形下政府补贴对患者效用的影响。通过研究英国国家卫生服务系统财政奖励对预防的影响，Child 等（2013）发现，财政奖励会使按数量付费和按结果付费这两种系统的矛盾更加凸显。在研究企业如何在缺乏政府支持的情形下预防疟疾时，Carson（2016）发现，生产力和利润激励对疟疾预防起到了较好的效果。江恬雨等（2020）通过对"华西妇儿联盟"的分析，总结出儿科闭环式健康管理，提升了基层医疗服务能力。Orwin等（2012）通过方法概念图将学者、政策制定者和从业人员聚集起来，帮助澳大利亚制定慢性病预防工作策略。除了传统的补贴激励政策，其他规章制度（如分级诊疗制度、协同运营制度、疾控体系制度等）也对预防服务效率的提升起到了很大作用。付航和沈洁（2019）指出，应通过分级诊疗制度建立慢性病管理的医疗与预防体系融合模式，其中公立医院发挥公共卫生职能，疾控机构加强慢性病防治能力。张朝阳等（2020）提出了基于基本卫生保健的健康管理模式，协同和整合相关运营机制。龚震宇和刘钦梅（2021）通过总结新冠疫情等突发卫生事件的应对经验和教训，指出了公共卫生应急管理体系的薄弱环节——新老传染性疾病的同时流行给公共卫生体系带来了重大挑战，疾控机构存在经费紧张、投入保障不足、权责不清、边界模糊、人才总量缺乏、待遇保障水平较低、基层队伍老化、急性传染病防治能力削弱、"医""防"割裂严重等一系列困难和挑战。姚建红等（2021）通过梳理新冠疫情防控中我国疾控机构暴露出来的具体问题，提出了强化疾控体系功能定位、改革疾控机构管理体制、强化法治保障等建议。祖平等（2018）则针对通过建立评价指标体系以及提供相应奖励的方式，提升疾控机构的科研能力进行了研究。

上述文献从健康服务提供者的角度，对预防管理进行了深入探讨，涵盖了部门间服务效率、预防激励策略、补贴激励政策以及其他规章制度等方面。这些文献的优点在于，从不同角度和层面探讨了预防管理的问题与解决方案，为提高医疗服务效率提供了有益的思路和参考。此外，部分文献还指出了不同部门与主体之间的互动和激励策略在预防管理中的重要性，以及规章制度对预防服务效率的提升作用，这对于完善健康服务体系具有积极的指导意义。

然而，上述文献也存在一些缺点。首先，对于不同国家和地区的情况缺乏具体的分析与比较，未能深入探讨不同国家和地区的预防管理策略与实践的异同点，以及相互借鉴与学习的可能性。其次，上述文献主要侧重于理论层面的分析和综述，对于实际操作和应用方面的情况探讨较少，未能提供具体的案例分析和实证研究成果。最后，上述文献在如何将预防管理应用于实际医疗服务，以及如何评估预防管理效果等方面，缺乏深入的探讨和研究，需要进一步完善和拓展。

综上所述，上述文献虽然对于了解和认识预防管理在医疗服务中的重要性与作用具有一定的参考价值，但需要结合我国的情况进行深入分析和研究，以制定更有效的预防管理策略和实践方案。同时，需要进一步关注实际操作和应用方面的研究，以及如何评估预防管理效果等方面的问题。

2. 基于健康服务需求者视角的预防管理

针对健康服务需求者的相关研究，主要通过减少个体不必要行为和增加个体必要预防行为来提高健康服务的效用。

个体不必要行为主要包括不必要的紧急医疗行为以及隐瞒私人信息带来的道德风险。例如，Webb 和 Mills（2019）指出，只有提供基于价值的支付规则，才可以减少患者不必要的紧急医疗行为。上述研究考察了由个体的不良行为引起的医疗服务效率低下的问题。与该研究相似，本书的研究也与个体的负面行为有关，区别在于该研究着重于减少患者的非必要急诊服务，而本书则侧重于消除患者隐藏真实私人信息的动机。在现实中，如果个体预防意愿较低，他们就会隐瞒真实预防行为并虚报预防行为。这种情况被称为"道德风险"（Kerkkamp，Van den Heuvel，and Wagelmans，2019；Bajari et al.，2013）。为提高患者的预防效率，Liu 等（2018）设计了一个延时分析模型，并提高了检查计划的有效性。事实证明，该模型具有使更多患者愿意合作并降低再次入院率的作用。然而，上述方法不能激励患者主动预防，本书的研究则可以引导个体在成本压力下积极预防。也有研究考虑了医疗保健人员在刺激预防方面的作用（Bajari et al.，2013），还有文献研究了在报销限制下如何最大限度地发挥预防的效用（Salvado，Van Elten，and Van Raaij，2021），而本书则是通过调节报销来激励个体。为降低码头工人的健康风险，意大利的研究者 Caballini 和 Paolucci（2020）提出了一种采用风险意识的排班方法。不同个体的正面行为和负面行为源于他们的异质性，而个体的异质性主要体现在道德风险和异质性因素方面。在信息不对称情形下的道德风险问题中，道德风险和逆向选择的影响差异在研究（Bajari et al.，2013）中得以区分。对个体异质性因素的研究主要包括风险偏好（Ayvaci et al.，2018）、年龄和性别（Zargoush et al.，2018）。目前，关于个体异质性患病概率的研究较少，而本书将考虑这些因素。

在研究个体必要预防行为的激励问题时，现有研究分别从时间（人的成长阶段）和疾病种类两个方面进行了综述。研究者分别从新生儿（Dave and Kaestner，2009）、青少年（Ye et al.，2016）、老年人（Fridrici，Lohaus，and Glass，2009）以及家庭（D'Cruz，2003）角度给出了不同时期健康服务需求者的预防激励影响。通过调研发现，基于护理服务和新生儿疾病预防免疫率的绩效激励有着显著效果，并且大部分卫生工作者支持财务绩效激励（Ye et al.，2016）。通过对青少年预防激励与预防效果进行实验，Fridrici 等（2009）明确了激励系统的有效性。有研究分析了道德风险对健康行为的直接和间接影响，发现了获得健康保险会增加老年人的不健康行为（Dave and Kaestner, 2009）。亦有研究从家庭角度出发，分析了家庭对于身体健康和疾病干预措施的重要性（D'Cruz, 2003）。还有研究对不同类型疾病的预防激励方式进行了分析。例如，Easton 等（1997）通过对癌症预防调查问卷进行分析，得出了金钱奖励比信息奖励有效的结论。在激励糖尿病患者减肥时，只有过程性奖励和结果性奖励相结合才能起到更加明显的作用，而仅有过程性奖励或结果性奖励，其对减肥起到的激励效果不显著（VanEpps et al. , 2019）。

3. 基于健康服务供需双方交互的预防管理

在健康管理中，信息作为健康服务提供者与健康服务需求者交互的桥梁，已经引起了学者的广泛关注。在健康服务供需双方的交互过程尤其是预防管理中，常常存在某一方具有信息优势（信息不对称）的情形。例如，健康服务提供者通常掌握医疗知识、科学的预防建议等信息，而这些信息正是健康服务需求者需要的。又如，在预防管理中，健康服务需求者的实际预防努力与配合预防意愿等信息为其私人信息，这些信息健康服务提供者无法获得，却需要其作为制定预防激励规则的依据。私人信息是指健康服务需求者在健康服务中持有的信息，其他主体（健康服务提供者和政府）无法获得。掌握信息的一方利用其信息优势制定策略以获取更大利益并损害信息劣势方的利益，这类问题称为"信息不对称问题"（Narahari, 2014）。

信息不对称问题作为健康管理中的难点被广泛研究。一方面，学者从不同方面研究了获取相关健康信息后带来的积极影响。根据健康信息的种类，这种积极影响可以分为他人健康信息带来的参考效用、普及健康知识带来的预防效用两类。有学者研究了患者（健康服务需求者）在从他人处获取健康信息后的积极影响。结果表明，患者的预期结果容易受到他人共享经验的社会影响（Yan et al. , 2019）。同时，已有大量研究通过帮助相关个体接受知识普及和教育来提高其预防效用。首先，学者指出了预防低效性的原因（Wendimagegn and Bezuidenhout，2019）以及影响预防干预的因素（Lee et al.，2014）。Wendimagegn 和 Bezuidenhout（2019）指出，目前预防效率低下的一个主要原因是患者缺乏对预防的足够了解而不愿配合。Duan（2019）则通过对新医改方案的研究，明确了健康档案以及健康干预（饮食、运动、药物、心理、教育）的作用。其次，学者分别给出了对于不同患者的预防干预分析（Yasan，Burton，and Tracey，2020）、预防干预有效性评估与改进（He et al.，2021；Wilson et al.，2016），以及不同预防环境影响分析（Lee et al.，2014；Lopez，Fisher，and Samie，2019）。Yasan 等（2020）首先对患者进行分类，然后针对存在不同健康风险的患者采取了不同预防干预措施。He 等（2021）通过两组对照实验发现，增加高危人群的健康知识可以有效预防其脑卒中的发生。Wilson 等（2016）通过研究护士对预防老年人跌倒的干预措施的看法，评估和改进了相关预防干预措施。区别于研究住院环境下和长时间护理设施对老年人跌倒影响的大部分文献，Lopez 等（2019）评估了门诊环境下如何实施预防跌倒策略。上述不同类型的健康信息为患者提高预防配合意愿提供了基础，然而，如何获取患者的相关私人信息以为其提供更好的预防策略，是一个较难解决的问题。

另一方面，学者往往通过预测（Bjarnadottir et al.，2018）、算法（Laker et al.，2018）和贝叶斯估计（Mehta et al.，2017）等方法获取个体私人信息。例如，Bjarnadottir 等（2018）基于患者临床和人口统计学信息的预测模型，给出了个体（健康服务需求者）的生存概率。为提高临床决策的有效性，Laker 等（2018）提出了一种称为"强调框架"的认知技术，以减少电子病历管理中的信息过载。Mehta 等（2017）在客户无法获知自己健康状况的前提下，提出了一个嵌套式动态决策，分析消费者保险方案的选择和消费决策。He 等（2019）通过电子健康档案，对上海市闵行区进行了多种癌症筛查，并为癌症患者和高危人群提供后续健康教育与健康管理服务。Ahmad 等（2009）将风险管理与健康管理相结合，利用风险管理的准则进行健康管理，将不确定的信息视为风险进行相应处理。上述方法或多或少需要获取患者的私人信息，这对隐私保护和数据安全而言都是一个较大的挑战。本书将通过机制设计的激励相容原理，指导个体通过合理的决策反映自身的私人信息。

1.2.2 健康管理中的机制设计问题研究

本节首先补充了机制设计理论及相关文献，其次分别给出针对健康服务主体的机制设计以及针对具体疾病的机制设计两个方面的文献综述，如图 1.3 所示。

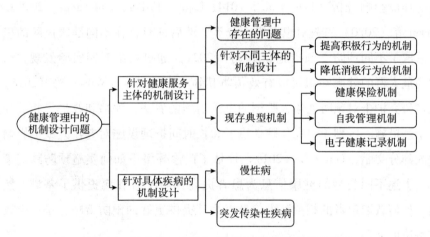

图 1.3　健康管理中的机制设计问题的文献结构梳理

1. 机制设计理论

机制设计，是指通过设计规则，使各个主体通过博弈达到机制设计者目标的一种技术（Narahari，2014）。机制设计理论起源于 Hurwicz 在 1960 年和 1972 年发表的两篇论文。该理论讨论了在"给出一个目标""自主选择""非完全信息"等条件下，能否设计以及如何设计出一个运营机制，使活动参与者的个人利益同设计者的既定目标一致。

其中，机制设计最重要的两个性质，即判断设计的机制是否优秀的标准为激励相容原理（Incentive Compatibility）和个体理性（Individual Rationality）。

①激励相容原理（占优策略激励相容），是指在某机制下的博弈中，

给定一组参与者都可以采取的行动集，若每个参与者都如实报告自身类型（真实私人信息）是其占优策略（即此人报告其自身类型可获得不小于之前的效用），且该策略是使其他参与者的价值最大化或者成本最小化的行动，那么该机制是激励相容的（Hurwicz，1972）。

②个体理性，是指参与所设计的机制可以保证参与人效用不会变差（Hurwicz，1972）。

Hurwicz 不可能定理指出，不能同时满足个体理性和激励相容原理的机制可以实现帕累托最优。因此，如何拓展上述条件、拓宽占有机制以实现效用最大化，是需要解决的问题。基于上述问题，Gibbard 提出了显示原理。

显示原理，是指一个机制的任何均衡结果都能通过一个直接激励机制实现（Gibbard，1973）。

基于此，学者提出了贝叶斯激励相容原理（Gibbard，1973；Dasgupta Hammond, and Maskin, 1979；Harris and Townsend，1981）。

贝叶斯激励相容原理，是指在已有机制中，当博弈中的其他参与者汇报自身类型时，博弈主体也汇报自身类型，将使其贝叶斯占优（此人报告其自身类型可获得不小于之前的效用），该机制便是贝叶斯激励相容的。

进一步地，显示原理表明，基于纳什环境的 Hurwicz 不可能定理同样适用于贝叶斯环境，因此，需要一个新的效率标准，以揭示获取私人信息和鼓励应有行动的需要，该标准还需要考虑激励因素。对此，Holmstrom 和 Myerson（1983）给出了配置效率的概念。

配置效率，是指如果一个直接机制能在所有参与者的激励相容约束下使参与者的期望支付加权和最大化，那么该机制激励是有效率的。

Vickrey - Clarke - Groves（VCG）机制被证明是能在强均衡下实现配置效率的机制，但因转移支付过多而不满足严格的预算平衡（Vickrey，1961）。

此外，最初机制设计问题是基于静态环境之下的，而现实中的问题往往不是静态的。因此，学者开始关注动态机制设计。Thomas 和 Worrall

（1990）指出，在动态机制设计中，每个阶段的状态是代理人的承诺价值。Bergemann 等（2011）给出了动态机制设计中存在的两种情形，第一种为参与人无进入和退出情形，第二种为参与人存在进入和退出情形。

2007 年，机制设计理论的三位先驱 Leonid Hurwicz、Eric Maskin 和 Roger Myerson 因对机制设计理论的杰出贡献而获得了诺贝尔经济学奖。目前学术界对机制设计理论的研究还在继续，并且呈增加趋势。本书也基于健康管理的实际情景，对机制设计理论进行了扩展和补充。

2. 针对健康服务主体的机制设计

在围绕此类机制设计的文献整理中，本书首先分析了目前健康管理中存在的问题，其次给出了针对不同主体的机制设计，最后综述了目前存在的典型机制。目前，全世界范围内健康管理中最突出的问题是医疗资源发展的不均衡。这是由各个国家的经济水平所决定的。例如，针对发展中国家部分低收入个体无力承担医疗费用的情况，一些低额医疗保险机制被提出并产生了较好的效果（Grainger et al.，2014）。Were 和 Moturi（2017）指出，对于发展中国家而言，健康数据应作为一项资产，相应的数据治理计划可以帮助监管机构提高健康服务水平。针对中国农村地区慢性病蔓延的情况，研究者对不同地区的基层医院进行了抽检，发现由于没有足够的激励措施，无论政策如何实施，公共卫生服务都无法有效开展（Zhou et al.，2015）。

上述宏观健康问题的解决离不开微观的具体机制。针对健康管理中参与者的机制设计，主要从提高积极行为和降低消极行为两个方面入手。

提高积极行为的机制设计，包括提高员工积极性的参与式决策机制、绩效晋升机制、榜样机制，以及提高运营效率的标准化机制等。Kuijpers 等（2012）提出一种参与式决策，让员工参与机制设计，增加机制的可实践性。Praetorius（2016）指出，在设计标准化机制的同时，要考虑医护人员之间的协调与合作。Vilma 和 Egle（2007）调查了私营医疗机构中影响合作的条件，包括工作动机、晋升、人机互动等。Cudjoe 等（2020）和 Wilsher 等（2017）则通过设计健康知识普及机制激励患者。Busch 等

（2017）通过管理层鼓励机制、榜样机制、同伴辅导机制、参与式工作改进机制等多方式组合提升了改善健康的有效机制。Orgill 等（2021）将相互理解作为健康系统的属性，使县级健康系统实现"自下而上"的能力发展，从而改善管理实践。Wu 等（2010）通过计算机临床提醒系统，在护理点提供针对患者的提醒来改善预防服务。

降低消极行为的机制设计，包括针对管理人员自私行为的制约机制、避免低效的质量检测机制、针对出院焦虑的干预机制等。针对预产期孕妇免费保健政策中管理人员的自私行为，Dugle 和 Rutherford（2019）给出了相应的制约机制。Connolly 和 Wright（2017）通过制定护理质量指标框架，为护理工作提供了一个反馈机制，并且通过多维指标激励，保证了医疗护理服务的质量。Kreindler 等（2021）从医院角度出发，研究加快患者出院时间的干预措施对医院效益的影响。结果表明，由于出院焦虑，医院通常不愿持续关注护理等特定方面。

在以提高积极行为和降低消极行为为目标的机制中，逐渐形成了一些典型机制。目前，健康管理中较为典型的机制包括健康保险相关机制、自我管理机制、电子健康记录相关机制。

健康保险作为一种会主动为个体提供预防服务的机制，近年来得到人们的普遍关注。Haruddin 等（2021）在分析保险欺诈之后得出内部因素是其主要原因（如不合理的保险规则设计），而外部因素是造成医疗保险欺诈结果的结论。这些内部因素和外部因素相互作用，就像齿轮的工作机制一样。理解齿轮欺诈理论将有助于制定更全面的针对医保欺诈的预防工作，并有助于了解欺诈产生的原因。保险欺诈本质上就是个体利用信息优势做出隐瞒和欺骗行为，而该行为损害了保险公司的利益。Mangaonkar 和 Shah（2021）针对医保欺诈问题，给出了一种以区块链为系统的分布式平台，支持医疗保险的流程化交易。本书也考虑了保险欺诈问题，不同点是本书将个体和医保方利益一致化后，使个体主动汇报真实信息，消除了其隐瞒和欺诈的动机。Al–Hanawi 等（2020）根据沙特阿拉伯医疗保健消费与医保的关系，给出了利用卫生融资机构设计保险套餐的激励机制。Kumar 和 Duggirala（2021）分析了医疗保险作为融资工具的优劣，建议通过降低索赔率和提高客户支付意愿来提高融资效率。

新冠疫情暴发以来，自我管理作为一种节省成本的有效手段逐渐兴起。Gonul 等（2019）给出了一个自适应的慢性病数字干预机制，通过对个人需求心理等因素的优化，帮助患者进行自我管理。Tao 和 Or（2013）评估了自我管理健康信息技术（Self Management Health Information Technology，SMHIT）对糖尿病患者的血糖控制。对于需要自我管理技能的慢性阻塞性肺病（Chronic Obstructive Pulmonary Disease，COPD）患者来说，在移动医疗的帮助下实施自我管理非常有必要，对此 Korpershoek 等（2020）给出了一套有效的移动医疗干预措施。在应对新冠疫情的常态化防控中，张持晨等（2020）指出，应当通过对"意见领袖"的正向引导、"健康素养"的示范传播、"重点人群"的精准施策，构建以知行协调及改变行为与生活方式为核心的长效治理机制。王国珍等（2021）通过对比研究新冠疫情期间针对乙肝肝硬化患者的自我—互助—团体（Self - Mutual Help - Group，SMG）模式的健康管理效果，发现其应用效果良好，能够提高患者自我健康管理能力，增加患者遵医行为，减少并发症的发生，并改善患者的焦虑和疾病恐惧心理。

随着大数据等形式的兴起，电子健康记录（Electronic Health Record，EHR）作为一种新兴医疗管理机制也逐渐被推广。EHR 具有显著的优缺点。优点方面，作为健康管理和医疗实践的新机制，EHR 取得了显著的效果，Schiza 等（2015）在 EHR 基础上给出了引导医生参与并使用该机制的方法。Daraghmi 等（2019）在 EHR 中引入区块链技术用于医疗记录，提供了一种激励机制，以激励医疗机构进行记录维护和创建新区块。缺点方面，Moore 和 Archer（2019）发现，红十字会和红新月会将电子病历纳入管理后工作量增加、就业满意度降低，因此需要改善临床环境下的新电子病历。Gong 等（2017）探讨了患者安全事件电子报告存在的问题，明确了其重要性。Iqbal 等（2019）使用一种增强密钥管理方案，来保障健康系统在安全和保护隐私的同时为患者提供服务。为应对新冠疫情期间的跨境风险，Wang（2020）给出了一个分层健康检测排队模型。Kong（2021）分析了疫情期间美国疾病大流行风险保险法的主要内容及其对全球受众的启示。Rosa等（2015）设计了一个医疗服务与产品模块化机制，通过数据形成诊断模块并应用于实践。

上述文献对健康服务主体的机制设计进行了全面深入的探讨，对健康服务主体机制设计的现状和典型机制进行了全面梳理，涵盖了不同国家和地区的具体情况，以及针对不同健康问题的解决策略。这些文献有助于读者了解该领域的全貌，为进行深入研究提供了基础——不仅介绍了各种机制的原理和实施方式，还对不同机制的优缺点进行了客观评价，并指出了未来的研究方向。上述文献还特别强调了激励机制在健康服务中的作用，对于提高医疗服务的质量和效率具有重要意义。同时，有文献还提到了自我管理机制在慢性病防控和疫情应对中的应用，对于当前全球面临的健康问题具有很强的现实意义。然而，上述文献对于不同机制的对比分析不够深入，虽然提到了各种机制的优缺点，但没有对不同机制进行深入的比较分析。

3. 针对具体疾病的机制设计

除上述针对健康服务主体的机制设计外，还有一些针对具体疾病，如乳腺癌（Debra et al., 2019）、结核病（Asemahagn, Alene, and Yimer, 2020）、糖尿病（Mathiesen et al., 2017）、慢性阻塞性肺病（Korpershoek et al., 2020）等的机制设计。

慢性病方面，王静等（2020）设计了慢性病人群健康管理的服务规范与相应的补贴激励机制，并且通过制定标准，提升了我国慢性病管理的效率与质量。赵文华等（2020）给出了慢性病健康管理规范。尚晓鹏等（2019）通过对浙江省城乡慢性病患者进行调研发现，城乡均衡发展以及患者满意度是未来需要努力的方向。针对糖尿病管理中的数字鸿沟问题，Mathiesen等（2017）评估了量身定制的数字干预的潜力，以改善糖尿病弱势人群的糖尿病管理。潘世富等（2021）针对慢性病患者在就医过程中受到就医选择和支付方式的异质性影响，给出了不同情形下各级医院的最优预防努力。本书也通过设计补贴激励机制对慢性病进行管理。与上述研究不同的是，本书站在政府角度，在激励慢性病患者的同时，设计了针对基层医疗卫生机构的新型补贴机制，明确了其权利和责任，并通过真实数据验证了所设计机制的优势。

在突发传染性疾病方面，常健和付丽媛（2021）指出，在应对突发公共卫生风险时，"预防型"权变决策模式能够更有效地降低决策风险，具有"前紧后调"的特征。Skolits 和 Boser（2008）通过一种 Hotline 设计机制，将具有相关信息的利益相关者结合起来。本书也涉及对突发传染性疾病的健康管理，不同点在于，本书从政府角度出发，制定了针对健康系统的双重激励策略，在保证健康系统运营的基础上，吸引了更多个体参与针对突发公共卫生风险的预防。

1.2.3　文献评述

通过对健康管理中的预防问题和机制设计问题进行综述，我们了解了本领域的相关问题、热点以及已有解决方法。上述文献为本书开展预防激励机制设计研究提供了背景与理论基础。通过对上述文献的梳理和分析，本书发现了一些需要进一步研究和探讨的问题。

第一，预防干预在卫生保健系统中扮演着至关重要的角色。尽管预防干预的重要性日益凸显，但其有效实施仍面临诸多挑战。虽然预防干预已经逐渐形成以地方基层医院为基础，以政府补贴为保障的运营机制，但这种机制仍然存在一些问题。

首先，补贴款项的激励效果不足。在现有预防干预机制中，政府补贴通常被视为一种激励手段，以促进地方基层医院和医生积极参与预防干预工作。然而，由于补贴的分配和利用缺乏有效的监督与评估，资源分配出现不公平和低效率的问题。一些医院或医生可能会得到过多的补贴，而另一些医院或医生则可能得不到足够的补贴，导致激励效果大打折扣。

其次，患者预防积极性低。尽管预防干预对于患者的重要性不言而喻，但在实际情况中，许多患者对预防疾病的积极性并不高。这主要是由于患者对预防疾病的认识不足，以及对于预防干预措施的接受程度不高。

因此，在原有机制基础上进行改进以提升预防效率显得尤为迫切。

第二，目前，关于预防激励机制设计的研究大多由各个利益主体或当地政府自行开展，缺乏一个统一、全面的预防激励机制设计体系，导致预防激励的效果受到限制，难以实现最佳的卫生保健效果。

首先，预防激励机制设计体系的缺失导致各个责任主体的认定与相关权责不明晰。在实践中，预防干预的实施涉及医疗机构、政府部门、社会组织等多方，每方都有其自身的利益和责任。然而，由于缺乏一个完整的预防激励机制设计体系，各方的角色和责任往往模糊不清，无法有效地协调和管理预防干预工作。这不仅影响了预防干预的效果，也容易导致资源的浪费和重复投入。

其次，未见有相关文献研究改变所给机制对预防效用的具体影响，即评价体系并不完善。预防激励机制设计涉及多种因素，如补贴金额、奖励措施、惩罚机制等。这些因素的变化会对预防效果产生不同的影响，需要进行系统性研究和分析。然而，目前关于这方面的研究还比较缺乏，无法对不同的预防激励机制设计进行科学的评估和比较。

因此，如何构建一个完整的预防激励机制设计体系，以评价该机制的有效性，以及在分别优先考虑不同主体的利益时应该如何调整机制，是值得研究的问题。

第三，虽然信息不对称是预防激励机制设计的难点已经成为共识，但针对健康管理中信息不对称的研究依然不够深入。信息不对称是指在交易过程中，一方拥有另一方未知的信息，这种信息的不对称性可能导致市场失效和资源配置的低效率。在预防激励机制设计中，信息不对称也是一个重要问题，因为不同的利益相关方可能拥有不同的信息，而这会导致预防激励机制的设计和实施出现问题。

首先，预防服务中的信息不对称表现为不同利益相关方之间的信息差异。医疗机构和医生可能更了解患者的病情与治疗方案，而患者可能对自己的健康状况和需求更清楚。政府和社会组织可能对公共卫生与疾病预防的整体情况更了解，但对个体的具体情况知之甚少。这种信息差异可能导致预防激励机制的设计偏离个体的实际需求和期望，从而影响预防服务的效果。

其次，产生信息不对称的原因是多种多样的。一方面，医疗机构和医生可能由于专业知识和技能的优势而拥有更多的信息；另一方面，患者可能由于缺乏医学知识和经验而无法充分了解自己的健康状况与需求。同时，政府和社会组织可能由于信息收集及传递上的困难而无法充分了解个体的情况。此外，不同利益相关方之间的利益冲突和缺乏信任也可能会导致信息不对称。

因此，需要研究预防服务中信息不对称的异同以及产生信息不对称的原因，并针对这些特异性精准地给出相关解决方案。

1.2.4 创新点

本书在机制设计理论的基础上，深入挖掘了健康管理中的预防低效性这一实际问题，形成了一套具有创新性和实用性的预防激励体系。这一体系不仅考虑了预防服务中各利益相关方的权责和利益，还针对不同的情况和需求，灵活调整了激励机制的要素和环节，以实现最佳的预防效果。

在研究过程中，本书充分借鉴了国内外相关领域的研究成果和实践经验，并结合实际案例进行了深入剖析和探讨。通过应用机制设计理论，本书不仅为预防激励提供了一般性指导原则和方法，还针对实践中不同疾病的特殊情况，提出了具体的解决方案和措施。

此外，本书还强调了预防激励体系的应用价值。将这一体系应用于针对具体疾病的实践中，可以有效地提高预防服务的效果和质量，降低医疗成本和资源浪费。同时，本书探讨了预防激励体系在实践中针对不同疾病的可移植性和可扩展性，为未来在其他领域的应用提供了有益参考和借鉴。

本书的研究成果不仅为健康管理领域提供了一套具有创新性和实用性的预防激励体系，还为其他相关领域的研究和实践提供了有益的思路和方法。这一研究成果将有助于推动健康管理领域的创新和发展，提高全民健康水平和生活质量。

本书的具体创新点体现在以下几个方面。

（1）拓展了机制设计理论在预防激励中的应用。

针对健康管理中实际存在的预防低效性问题，本书分别从参与主体需求、结构矛盾与运营方式等方面进行了分析。结果表明，信息不对称是造成上述问题的根本原因。对此，本书引入了适用于信息不对称情形的机制设计理论，从理论上消除了健康服务需求者通过信息优势做出欺骗行为的动机，为解决此类问题提供了方法支撑，给出了无法获取个体私人信息时的机制设计方法。

同时，不同环境中的预防低效性为机制设计理论提供了丰富的应用场景。在这些场景中，本书拓宽了机制设计理论的应用范围，并根据实际场景给出了一些新的概念，同时进行了证明，如双重个体理性的概念。

（2）设计了针对三种疾病的预防激励机制。

本书为解决出现在遗传病、常见慢性病以及突发传染性疾病中的预防低效性问题作出了贡献。与其他文献不同的是，本书站在系统角度，综合考虑了健康服务各参与主体间的关系，分别针对上述疾病给出了适用于每个主体的激励策略，并通过数理证明为实际问题的解决提供了理论指导，进而通过实际数据证明了所提方法的有效性。最后，本书通过对相关最优策略的分析，针对每种疾病的各参与主体给出了相关管理学建议，帮助解决实践中存在的问题。同时，本书设计的这三种预防激励机制也是对预防激励体系的应用和验证。

在遗传病的预防中，个体可能存在隐瞒私人信息的问题。为解决这个问题，本书通过改进原有机制，促使个体愿意真诚地与健康系统合作。在这个过程中，本书将机制设计理论中的个体理性拓展为双重个体理性，即个体在追求自身利益的同时，也考虑整体利益。这种双重个体理性的概念为解决遗传病预防中的信息不对称问题提供了新的思路。

在常见慢性病的预防中存在健康服务供需双方的低效性问题。为提高预防效率，本书通过明确权责和细化补贴的方式进行了优化。具体来说，本书明确了各参与主体在预防服务中的职责和权利，并通过合理的补贴制度激励健康服务供需双方更好地协作。通过这种方法，本书成功地提高了慢性病预防服务的效率和质量。

在突发传染性疾病暴发的情况下，健康系统的运营可能会面临可持续性这一问题。为解决这个问题，本书给出了针对健康系统的双重激励机制。该机制不仅考虑到了个体的利益，还考虑到了整体的利益，实现了网络外部性效果。这种双重激励机制的应用为解决突发传染性疾病预防中的问题提供了新的思路和方法。

本书的研究成果丰富了健康管理领域的研究内容。通过综合运用机制设计理论和其他相关理论及方法，本书成功地解决了健康管理中存在的预防低效性问题，并拓展了机制设计理论在不同领域的应用范围。

1.3　研究内容与研究思路

1.3.1　研究内容

针对健康服务各参与主体的预防积极性不高这一问题，首先，本书分析了健康服务各参与主体的需求，了解了目前预防激励机制的内容及其运营规则，给出了健康服务预防激励体系以及其运营与机制设计的流程。其次，本书分别从健康服务各参与主体有激励动机和无激励动机两种情形入手，根据实际情况，考虑针对遗传病、常见慢性病以及突发传染性疾病的预防。对于遗传病，本书根据个体特异性私人信息，设计了不同定价和服务的健康保险组合。对于常见慢性病和突发传染性疾病，本书通过对相关疾病的特征分析，从政府角度设计了能够同时激励健康服务提供者和需求者的机制，具体包括以下几个方面的内容。

（1）健康服务预防激励体系的建立

针对目前预防激励机制的设计缺乏系统性等特征，本书建立了健康服务预防激励体系。

首先，本书对健康服务预防激励体系中的健康服务各参与主体进行了分析，包括个体、医疗机构、政府和社会组织等。针对每类主体在预防中的具体需求和需要克服的困难进行深入探讨，以便更好地满足不同利益相关方的需求并解决实际操作中遇到的问题。

其次，本书对现有预防激励机制进行了梳理和评价。通过对现有预防激励机制的结构和功能进行深入了解，分析其合理性和对预防效果的影响。针对现有预防激励机制的不足和局限性，改进思路与方法，为构建更完善和更有效的预防激励机制提供参考。

再次，本书从运营角度出发，对当前预防服务运营中存在的问题进行了分析。针对这些问题，提出相应的改进思路和解决方案。例如，可以通过优化预防服务供给模式、完善资源分配机制、加强信息共享与沟通等方式，提高预防服务的整体运营效率和效果。

最后，本书给出了一套预防激励体系的机制设计标准化流程。该流程包括需求分析、问题建模、机制设计、实施与评估等环节。通过建立标准化流程，可以确保预防激励体系的设计和实施更加科学、规范、有效。同时，也为未来在其他领域应用预防激励体系提供了一种可复制、可推广的模板。

（2）遗传病的预防激励机制设计

当个体（健康服务需求者）掌握自身遗传信息，且包含保险公司在内的健康系统（健康服务提供者）无法获取该信息时，个体通常会通过隐瞒该信息并购买健康保险的方式，将风险转移给健康系统，从而使其成本增加。由于保险公司无法获取个体的遗传信息，个体可能会选择隐瞒或误导保险公司，以降低自己需要支付的保险费用。此行为可能会导致健康系统对个体真实风险的误判，从而影响预防效用。为解决这个问题，需要设计一种能够满足各类个体需求的保险组合方案。这种组合应该能够有效地降低个体隐瞒自身遗传信息的动机，同时提高健康系统判断个体真实风险的准确性。

具体来说，这种保险组合方案的设计考虑了以下几个方面。

①信息披露激励机制。通过设计一种激励机制，鼓励个体真实地披露自己的遗传信息。这种激励机制可以采取多种形式，如提供更高的保险额度、更优惠的保费条件等。

②预防效用提升。通过提高健康系统判断个体真实风险的准确性，可以更好地评估个体的风险水平，从而为其提供更合适的保险方案。这有助于提高预防效用，降低个体和社会的健康风险。

因此，在无法获取个体遗传信息的情况下，拟设计可以适应各类个体需求的保险组合方案，使个体没有动机隐瞒该信息，从而降低健康系统的误判，提高预防效用。

（3）常见慢性病的预防激励机制设计

在常见慢性病预防中，患者（健康服务需求者）与基层医院（健康服务提供者）都缺乏预防激励。

对于患者来说，慢性病预防通常需要长期坚持健康的生活方式和保持良好的生活习惯，但这些预防措施并不能产生立竿见影的效果。因此，许多患者缺乏动力采取这些预防措施。此外，由于缺乏对慢性病预防知识的了解和正确引导，患者往往难以有效地预防和控制慢性病的发生。

对于基层医院来说，提供慢性病预防服务也面临着诸多困难。一方面，由于慢性病预防服务通常需要长期跟踪和管理，而基层医院的资源和人力有限，难以持续性地为患者提供全面、个性化的预防服务。另一方面，由于缺乏有效的激励机制和明确的责任制度，基层医院往往更倾向于提供治疗服务而非预防服务。

本书在原有机制的基础上对补贴进行了细分，一方面，将一部分补贴用于患者，以鼓励患者积极参与预防工作；另一方面，扩大基层医院使用补贴的自主权利，明确其低效运营需要承担的责任，对基层医院提供的预防服务进行定期评价，根据其服务质量和效果给予相应的补贴奖励。这有利于促进基层医院提高预防服务的水平。本书拟通过实例证明所提机制能够提高慢性病的预防效用。

（4）突发传染性疾病的预防激励机制设计

突发传染性疾病的最大危害是能击穿健康系统（健康服务提供者），使其无法正常运营。具体包括以下几种危害。

①医疗资源挤兑。当突发传染性疾病暴发时，患者数量可能会迅速增

加，远远超过医院的承受能力。这会导致医疗资源的严重挤兑，包括床位、医护人员、药品和医疗设备等。医疗资源的短缺会使患者得不到及时有效的治疗，从而加重病情甚至死亡。

②社区传播。突发传染性疾病具有极强的传染性，往往会在短时间内传播到社区和学校等人群密集的场所。这会导致更多的人感染，进一步加重医疗负担，同时增加社会恐慌和不稳定因素。

③医疗系统崩溃。在严重的突发传染性病疫情中，医疗系统可能会面临崩溃的风险。医护人员因感染而短缺，患者得不到及时救治，医院无法正常运转。这会严重影响患者的生命安全和健康保障，甚至可能导致患者大量死亡。

④社会经济影响。突发传染性疾病的暴发不仅会对人们的健康构成严重威胁，还会对社会经济造成巨大影响。疫情可能导致交通封锁、商业停业等，进而导致经济活动受到抑制，产业链断裂，甚至引发社会动荡。

因此，站在政府角度，可以对健康系统进行设限补贴和数量奖励，鼓励健康系统在积极监督个体（健康服务需求者）达到补贴平衡的同时，吸引更多个体参与预防工作；同时，对个体给予相关补贴，以激励其进行预防。

上述四种情形的逻辑关系见图1.4，研究内容（1）建立了统一的预防激励体系，研究内容（2）、（3）、（4）为具体情境下的应用。在体系的应用中，各研究内容均以信息不对称为前提，按照主导方的不同，将其分为健康服务提供者主导和政府主导两类；按照疾病种类的不同，又将其分为遗传病、常见慢性病和突发传染性疾病三类。

不同于遗传病的预防中健康服务提供者存在内生动力激励个体预防的情形，在常见慢性病和突发传染性疾病的预防中，健康服务提供者的预防动力不足，因此需要政府主导。同时，每种分类又分别有其特殊性，例如，在对遗传病进行预防时需考虑个体异质性私人信息的情况。政府主导下的不同疾病预防也存在不同情形，例如，在对常见慢性病进行预防时，主要关注基层医院的权责明晰与细化；而在对突发传染性疾病进行预防

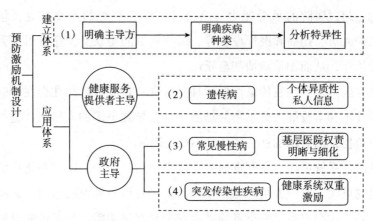

图 1.4 　各研究内容间的逻辑关系

时，优先考虑通过对健康系统的双重激励提高预防参与人数。其中，研究内容（1）对应本书的第二章，研究内容（2）、（3）、（4）分别对应本书的第三章、第四章、第五章。

1.3.2 　研究思路

本书的研究思路遵循"提出问题—分析问题—解决问题—获得结论"的技术路线。

首先，提出问题。通过文献分析法对健康服务领域的预防问题进行深入研究，同时结合实际调研工作，发掘健康服务中的具体预防问题。通过查阅相关文献和资料，对健康服务领域中常见的预防问题进行归纳和总结。根据情境判断健康服务中涉及的主体数量以及是否有政府参与。健康服务的提供通常涉及多类主体，包括医疗机构、医护人员、患者、患者家属以及政府等。其中，政府在健康服务中扮演着重要角色，其政策、资金等方面的支持对健康服务的提供和质量有着重要影响。需要明确主导方是政府还是健康服务提供者，了解各类主体的实际需求。研究发现，不同主体对健康服务的需求和期望存在差异。例如，患者及其家属更关注健康服务的可及性与质量，而医疗机构和医护人员则需要更多的政策支持与资金投入以提高服务质量。政府需要制定相关政策和法规，以促进健康服务的发展。

　　其次，分析主体间的结构以及目前存在的运营方式。具体而言，分析运营中导致预防效率低下的原因，如哪些主体有动力进行预防，哪些主体不愿进行预防，其不愿进行预防的原因是什么，以及产生这些原因的制度或规则。对于愿意进行预防的主体，我们可以考虑如何通过机制设计理论激励他们提高预防效率。对于不愿进行预防的主体，我们需要深入了解其不愿进行预防的原因。这些原因可能与制度或规则有关，也可能来自其他主体的行为或决策。对于现有制度和规则，我们可以采用合同设计理论，从效用入手研究其对各参与主体的影响。例如，对于健康服务提供者，我们可以通过合同规定他们需要提供的预防服务内容和质量标准，并给予相应的激励以增加他们提供服务的动力。对于健康服务需求者，我们需要获取其私人信息的具体内容，以及这些私人信息对健康服务供需双方的影响。同时，我们要注意私人信息的类型，并根据机制设计理论对不同类型的私人信息进行相应处理。私人信息可能涵盖患者的健康状况、生活习惯、经济条件等方面。这些信息可能会影响健康服务的提供方式和成本，也可能会影响患者的接受程度和效果。

　　再次，通过改进上述产生不利影响的机制，构建相应的模型。在模型构建中，需要明确对哪些主体进行激励，以及激励形式和激励程度等。根据不同情境给出具体的激励方案，如补贴、激励-反馈或者奖励-惩罚等，建立相应的多主体收益函数，构造相应的博弈模型。需要指出的是，由于健康服务需求者的私人信息对于政府和健康服务提供者来说是未知的，很多情形下的博弈为贝叶斯博弈。在构建模型后，需要给出使该机制达到目标的限制条件，具体表现在两个方面：一是改进后的机制使各参与主体获得的效用不小于原机制（个体理性）；二是当健康服务需求者使用真实私人信息进行决策时，产生的效用大于其使用虚假信息带来的效用（占优策略激励相容原理或优势策略激励相容原理）。除健康服务需求者使用真实信息可获得更大效用外，还需要使构建的机制为健康服务提供者和政府带来更大效用（贝叶斯激励相容原理）。为验证模型是否存在最优解，笔者利用最优化理论进行了验证。笔者将带约束的非线性规划转换为无约束情形，并使用 Karush – Kuhn – Tucker（KKT）条件进行求解。在求解过程中，笔者拟采用拉格朗日函数法。通过这种方法，我们可以将带约束的非线性规划问题转化为无约束问题，从而避免约束条件对解的影响。求解后笔者发现，该模型存在最优解，这为笔者进一步实施改进机制提供了有力支持。在接下来的研究中，笔者将根据最优解的情况制定具体的实施方案，并考虑如何在实际操作中推广和应用这些改进机制。这将有助于提高健康服务的预防效率和质量，同时能更好地满足各方的需求和期望。

最后，给出相应的结论。在得到最优解后，应对其进行灵敏度分析，以了解影响最优解变化的因素有哪些，以及它们是如何影响最优解变化的。通过灵敏度分析，可以确定哪些因素是关键的，并了解它们对最优解的影响程度。有时可能会遇到无法通过灵敏度分析获知关键因素的情形。当存在此类情形时，需要使用控制变量法研究变化中的几个关键因素。具体而言，可以对变化中的几个关键因素画出三维图形，并观察这些三维图形的相互影响关系。通过上述方式，可以更好地理解这些因素之间的相互作用，并更好地预测它们对最优解的影响。若无法得到最优解，则可以通过调研获取相关数据或利用仿真求得完备情形下的最优数值解。再将这些数值解与原有机制进行对比，验证所提机制的优越性。在获得相关结论后，可以根据结论分别从不同主体的角度给出相应的管理学建议。例如，对于政府，我们可以建议其制定相应的政策和法规促进健康服务的提供与发展；对于健康服务提供者，我们可以建议其提高服务质量、加强预防措施的落实等；对于健康服务需求者，我们可以建议其积极了解和利用健康服务资源、主动进行预防等。通过上述建议，可以促进各参与主体之间的合作和协调，实现健康服务的优化和发展。

本书的组织结构框架与使用方法见图1.5。

本书第一章介绍了目前健康管理的实际背景，具体包括其存在的问题以及这些问题产生的原因。

第二章依据第一章的内容，构建了基于机制设计的健康服务预防激励体系，具体包括对已有相关运营模式的分析以及激励体系的构建。

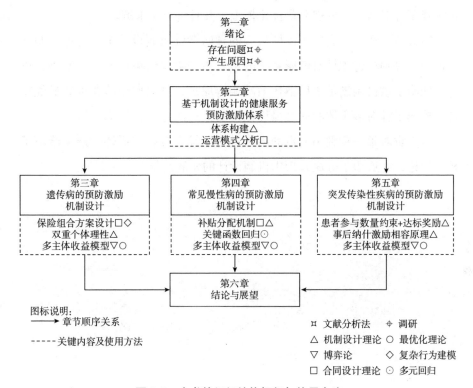

图1.5 本书的组织结构框架与使用方法

第三章、第四章、第五章分别为针对遗传病的预防激励机制设计、针对常见慢性病的预防激励机制设计，以及针对突发传染性疾病的预防激励机制设计。使用的方法包括机制设计理论、最优化理论、博弈论、复杂行为建模、合同设计理论以及多元回归。具体内容如下：

第三章，在针对遗传病的预防激励机制设计中，通过合同设计理论以及复杂行为建模，构建了针对异质性患者的保险组合方案设计；在传统机制设计理论的基础上，给出了双重个体理性的概念并进行了证明；进而使用博弈论和最优化理论构建了针对多主体的嵌套最优化模型，并且进行了求解。

第四章，在针对常见慢性病的预防激励机制设计中，通过合同设计理论以及机制设计理论，构建了针对不同主体的补贴分配机制。基于调研所得真实数据，通过多元回归获得了关键函数，进而使用博弈论和最优化理论构建了针对多主体的嵌套最优化模型，并且进行了求解。

第五章，在针对突发传染性疾病的预防激励机制设计中，通过机制设计理论，分别构建了针对健康系统的患者参与数量约束以及达标奖励，进一步证明了该机制满足事后纳什激励相容原理，进而使用博弈论和最优化理论构建了针对多主体的嵌套最优化模型，并且进行了求解。

第六章对第一章到第五章的内容进行了综合分析与提炼，最终给出了相关结论，并展望了健康管理中机制设计的发展前景。

第二章　基于机制设计的健康服务预防激励体系

2.1　引言

医疗支出的逐年增加，给政府和人民带来了较重的经济负担（Wu et al.，2021），其不仅对个人和家庭造成了经济负担，也给社会带来了巨大的经济压力。因此，预防作为一种缓解经济压力的手段逐渐受到重视。近年来，我国已经陆续出台相关政策，鼓励从"治疗为主"向"防治结合"转变（贾洪波，2010）。

然而，由于已有的医疗格局形成了利益链相关分布，诸多预防政策因缺乏相应激励而未达到应有的效果。目前，我国实施的预防相关政策，大多是地方上建立起来的区域性预防规则（尚晓鹏等，2019），或是有保险背景的健康系统设置的规则，或者是针对某些特异性疾病设计的机制，如糖尿病（Mathiesen et al.，2017）、肺结核（王静等，2020）等。目前，这些规则和机制存在的问题如下。

一是在具体实践中难以实施或在实施中存在低效性问题。这是已有预防政策缺乏具体的机制或措施、实施难度大或不合理所致。

二是规则产生的效果缺乏科学合理、准确的评价准则。这是已有预防效果的评价标准尚未明确所致。

不同于一般治疗服务，在预防服务中，个体（健康服务需求者）的配合也至关重要。然而，由于缺乏对预防效果和相关知识的了解，个体往往不愿付出预防努力，还常常出现隐瞒等行为。在预防中，个体通常存在信息优势，此种信息不对称给机制设计者制定规则增加了难度，使他们无法准确地提高个体的预防积极性。因此，需要在信息不对称情形下建立相关机制，以引导个体使用真实信息进行决策，杜绝其隐瞒行为。

由于供需环境差异性、疾病种类差异性以及个体需求差异性，目前尚未建立起统一的预防激励体系并将其应用于实践。已有的多种预防相关政策和规则，存在目标不统一、权责不明、缺乏有效激励、评价标准尚未确定等问题。为解决这些问题，本章构建了一套完整的预防激励体系，以适应预防激励需求的发展变化。

2.2 健康服务参与主体及各参与主体的预防激励需求分析

本节首先介绍了预防激励中所有可能出现的健康服务参与主体，其次分别针对每类主体的实际情况进行了需求分析。

2.2.1 健康服务参与主体

依据 1.2 节对已有文献的梳理，得到健康服务中可能存在的主体包括健康服务提供者、健康服务需求者以及政府。

在健康服务提供者中，有些主体愿意主动进行预防，而有些主体只是被动接受预防任务。

愿意主动进行预防的主体多为健康系统，如美国的凯撒医疗集团、中国的罗湖医院集团等。这些健康系统的共同特点是包含医疗保险的职能，该职能促使它们希望尽可能地降低治疗带来的巨额支出。因此，对这些健康系统而言，提高预防效率是其内生动力。

被动接受预防任务的主体主要包括一些基层医疗卫生机构。在分级诊疗政策的引领下，这些医疗资源不够充足的基层医疗卫生机构承担起了预防的任务。然而，这些机构的主要盈利点依然是患者就医后产生的医疗和药物等费用。预防服务如健康教育等虽然对提高社区整体健康水平至关重要，但却无法为这些机构带来明显的收入增长，甚至可能需要其额外投入人力和物力。这就导致预防服务在这些基层医疗卫生机构中往往被视为一项既无利益增长又不得不完成的任务。为应对基层医疗卫生机构的低效预防问题，一些地方政府制定了相应的激励措施并下发了预防任务，以鼓励基层医疗卫生机构更好地承担预防任务。例如，政府可能会提供额外的经费补贴，或者将某些预防服务纳入医保报销范围，以提高基层医疗卫生机构的积极性。此外，政府还可能对完成预防任务的机构进行公开表彰或奖励，以鼓励更多的机构做好预防工作。

除上述情形外，还存在虽然一部分健康系统有自主激励个体的动机，但仍然需要政府补助和激励的情形。例如，当疫情暴发时，健康系统需要承担起防疫任务，这不仅包括诊断和治疗患者，还可能需要加强社区防控、提供防疫宣传等。然而在疫情期间，由于就诊人数减少和防控措施的需要，健康系统的经济收入可能会受到影响。因此，政府需要提供一定的补助，以帮助其渡过难关，使其有足够的资源承担防疫任务。同时，政府的激励措施也可以鼓励更多的个体积极参与防疫工作。即疫情之下政府需要健康系统承担防疫任务，而健康系统则需要政府补贴维持生存，以保证其不会因为疫情袭击而崩溃。

需要指出的是，在健康服务提供者向健康服务需求者提供服务的过程中，健康服务供需双方的预防努力都可以实现更好的健康管理。因此，在提供健康服务过程中，需要设计激励健康服务供需双方开展预防的相关机制。此时，参与预防激励的主体包括健康服务提供者（具有保险功能的健康系统以及基层医疗卫生机构等）、健康服务需求者（患者、有意愿购买健康保险的个体等），部分情形下还需要政府的参与。

2.2.2 各参与主体的预防激励需求分析

本节将对健康服务提供者、健康服务需求者以及政府在预防激励机制中的需求逐一进行分析。

对于健康服务提供者，可以根据不同需求将其分为三种类型。

（1）不需要政府激励的健康系统

这类健康系统通常具有较高的自主性和市场竞争力，其运营目标主要是获得更多的利润。由于其采用保险性质的运营模式，需要降低个体的患病概率，进而降低可能的治疗成本。因此，预防服务对于健康系统来说至关重要。为提高预防效率，健康系统需要投入大量资金和人力来提供高质量的预防医疗服务，如健康体检、健康教育、疫苗接种等。虽然这些服务并不能带来直接收益，但它们可以有效地降低患者的患病风险和医疗成本，从而为健康系统带来长远的经济效益。

（2）需要政府激励的健康系统

在某些情况下，健康系统可能会面临巨大的经济压力。例如，新冠疫情暴发时许多医院和诊所面临着严重的患者数量减少和运营成本增加等问题。当受到突发传染性疾病的冲击时，健康系统若无政府补贴，大概率会亏损严重甚至破产。此时，在政府的补贴下维持生存便成为健康系统的主要需求。

（3）需要政府激励的基层医疗卫生机构

基层医疗卫生机构如乡镇卫生院、社区卫生服务中心等，是提供基本医疗服务和疾病预防控制的重要力量。然而，由于预防服务不能为其带来明显的收入增长，甚至可能需要其额外投入人力和物力，这些机构往往对预防服务的效率并不关心，而更加关注治疗带来的效益。此时，需要政府设置机制，使预防能够为其带来实际效益，使其愿意进行预防服务。

综上所述，针对不同类型的健康服务提供者，政府应该采取不同的激励措施，以满足其不同的需求和期望。对于具有较高自主性和市场竞争力的健康系统，政府可以采取间接的激励措施，如提供财政支持和政策引导等；对于需要政府直接补贴的健康系统，政府应该根据实际情况提供相应的财政支持和经济补偿；对于基层医疗卫生机构等需要政府设置机制以提高预防效率的机构，政府应该积极探索有效的激励措施。

对于健康服务需求者来说，分为两种情形。

一方面，他们需要专业的治疗或预防服务以提高自身的健康水平。预防服务能够有效地降低患病风险，避免疾病的发生，从而减少医疗费用的支出，提高个人生活质量。

另一方面，由于缺乏相关的健康知识及对预防效果的不确定性，他们不愿意进行预防。预防效果的不确定性通常使健康服务需求者对配合预防行为表现出低欲望，而预防行为等信息对于健康服务需求者来说是其独有的，健康服务提供者和政府无法获得，这就造成了信息不对称。这种健康服务需求者独有而其他主体无法获得的信息称为"私人信息"（Narahari，2014）。在这种情况下，部分健康服务需求者可能会利用这种信息不对称获取更多的利益。他们可能会虚报预防努力，或者采取不合适的预防措施，以获取更多的医疗资源或者减少自身的医疗费用支出。这种信息不对称导致的行为问题会对医疗系统的效率和公平性产生负面影响。

对于政府来说，同样分为两种情形。

其一，在疫情等突发公共卫生事件的背景下，政府需要利用补贴保证健康系统正常运转，以实施相应的防疫政策，如接种疫苗等。同时，政府的补贴不应是无限制的，因为政府无条件地补贴健康系统，会导致健康系统失去激励个体进行预防的动力，进而使健康系统在不用激励个体进行预防的情形下获利①。

因此，政府需要通过合理的补贴政策平衡健康服务提供者的经济利益和预防激励。对于政府来说，需要更多的个体参与预防并提高他们的预防效用。这就需要政府在制定政策时，不仅要考虑如何调动健康服务提供者的积极性，还要考虑如何激励个体采取更好的预防措施。

其二，在无疫情等突发公共卫生事件发生的正常时期，基层医疗卫生机构是提供基本医疗服务和疾病预防控制的重要力量，它们的预防服务对于提高社区整体健康水平具有重要意义。因此，政府需要利用补贴对基层医疗卫生机构进行激励，以调动其预防积极性。在这种情况下，政府的补贴可以鼓励基层医疗卫生机构提供更好的预防服务，包括健康宣传、健康教育、疫苗接种等，最终达到提高预防效用的目标。

2.3　预防激励中健康服务参与主体关系分析

2.2 节指出，健康服务需求者往往具有信息优势，导致信息不对称，这给机制设计带来了困难。

---

① 因为无论个体是否采取预防措施,健康系统都能获得政府的补贴,所以健康系统可能不再有动力激励个体进行预防,甚至有可能出现为获得政府补贴而消极治疗和预防的情形。

在未知健康服务需求者私人信息的情形下，机制设计理论带来了构建预防激励机制的可能性。这是因为机制设计理论的一些性质（如激励相容性）可以保证各参与主体利益的一致性，进而使健康服务需求者没有隐瞒自身私人信息的动机，愿意主动将私人信息汇报给机制设计者，以获取更大的健康效用。

因此，如何利用机制设计理论构建预防激励体系，使健康服务各参与主体（健康服务提供者、健康服务需求者和政府）达到利益一致，是本书的主要研究目标。

2.3.1　预防激励中健康服务参与主体结构关系分析

2.2 节给出了预防激励中可能存在的健康服务参与主体以及每类主体的需求，本节将给出各参与主体在实际预防激励中彼此间的结构关系。需要指出的是，各参与主体的结构关系是由其实际需求决定的，即各自内在需求决定了彼此的结构关系。

首先，本节给出了在无政府参与情形下健康服务提供者和健康服务需求者的结构关系。在此情形下，由 2.2.2 节中的分析可得，健康服务提供者有动力对健康服务需求者进行预防激励，以提高其预防效用，最终使健康服务提供者效用增大。此时，健康服务提供者为机制设计者，其目标为通过预防激励中的健康服务供需双方的博弈，获得健康服务提供者的最大效用。此时的激励是单方面的，即健康服务提供者激励健康服务需求者。在获得预防激励后，健康服务需求者会根据获利情况给出相应的预防努力，此种情形下的结构关系如图 2.1 所示。

其次，本节给出有政府参与情形下各参与主体的结构关系。在此情形下，由 2.2.2 节的分析可得，政府有动力对健康服务需求者进行预防激励。只有政府为健康服务提供者提供预防绩效激励后，健康服务提供者才有动力对健康服务需求者进行激励。如前文所述，在此情形下，健康服务提供者也需要政府的激励。同时，健康服务需求者会根据政府和健康服务提供者的具体预防激励规则决定自身的预防努力策略。此时，政府为机制设计者，其目标为通过激励使健康服务供需双方提高预防效用，而健康服务供

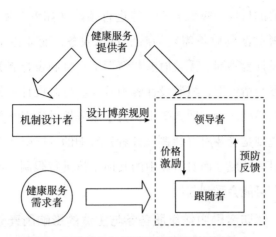

图2.1　无政府参与情形下的预防激励结构

需双方则为博弈双方。政府将通过效用引导提高博弈双方预防效率，此种情形下的结构关系如图2.2所示。

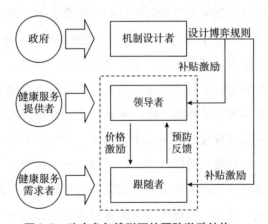

图2.2　政府参与情形下的预防激励结构

　　需要指出的是，图2.1中的情形并不是图2.2的特例。二者的区别为：①现实背景不同。无政府参与情形下，有医保背景的健康系统（健康服务提供者）是有动机自主进行预防激励的，其方法手段也会和有政府参与的情形不同，这是由需求关系决定的。例如，在德国的公共保险中，如果顾客按时完成预防课程（如瑜伽等）且未患相关疾病，则会在第二年参保时享有折扣，这是健康系统在无政府参与情形下的激励策略。而政府参与情形下，若政府的目标为吸引更多个体进行预防（如疫情期间），则此时健康服务提供者的激励政策需要为政府目标服务，而非由单一预防效果决定。②机制设计者不同。无政府参与情形下，机制设计者为健康服务提供者；而政府参与情形下，机制设计者为政府。机制设计者的不同决定了预防激励规则的不同。例如图 2.2 中，健康服务提供者对于健康服务需求者的预防激励规则是受政府（机制设计者）影响的，同时机制设计者一定优先保证自身目标达成，而对博弈中的其他主体进行限制，即健康服务提供者获得的利益可能会受到制约。

2.3.2　预防激励中健康服务参与主体的影响因素分析

本节将分别对不同参与主体在预防激励中的影响因素进行分析。

对于健康服务提供者而言，影响其预防积极性的主要因素是其能够获得的收益。在现有的预防机制中，无论健康服务提供者是否努力预防，其收益几乎没有改变。如果积极预防可以获得更多收益，那么健康服务提供者将表现出主动性，甚至通过设计机制提高健康服务需求者的预防效用。然而，由于健康服务需求者的私人信息对健康服务提供者来说难以获得，制定有效的预防激励政策比较困难。因此，健康服务提供者的预防积极性也受到了来自政府政策的影响。在这种情况下，健康服务提供者会在政府政策的约束下追求自身效用的最大化。此外，健康服务需求者的私人信息也是阻碍健康系统积极预防的因素之一。由于私人信息的不可获得性，健康服务提供者难以准确评估健康服务需求者的风险水平，从而较难制定出有效的预防措施。因此，为提高健康服务提供者的预防积极性，需要设计一种机制，使健康服务提供者能够获得更多的收益，同时降低其面临的风险和成本。另外，政府也需要制定相应的政策以鼓励和支持健康服务提供者开展预防工作。

对于健康服务需求者而言，其预防意愿受多种因素的影响。其中，自身的私人信息以及来自政府和健康服务提供者的激励是主要影响因素。这些因素会直接或间接地影响健康服务需求者的预防努力。政府和健康服务提供者可以通过给予健康服务需求者正向激励以提高他们的预防意愿。例如，政府可以通过提供补贴或税收优惠等措施，鼓励健康服务需求者采取预防措施。健康服务提供者则可以通过提供更好的服务或更优惠的价格等手段，吸引健康服务需求者选择他们的服务。同时，健康服务需求者可能会通过隐瞒自身真实私人信息来获得更大效用。如果健康服务需求者认为自己的真实信息会影响他们获得服务或优惠，就可能选择隐瞒或提供虚假信息。因此，为提高健康服务需求者的预防意愿，政府和健康服务提供者需要采取适当的激励措施，而健康服务需求者也需要提供真实的私人信息以获得更好的服务。

对于政府而言，健康服务需求者的私人信息、健康服务提供者的预防积极性以及突发外部因素等都是影响其决策的重要因素。首先，政府需要了解健康服务需求者的私人信息，以便制定更加精准的补贴政策。然而，由于私人信息的不可获得性，政府无法准确掌握每个健康服务需求者的具体情况，因而在对其进行补贴时无法做到有的放矢。这会导致补贴资源的浪费或分配不均。其次，政府的决策受健康服务提供者预防积极性的影响。如果健康服务提供者预防积极性不高，政府就需要制定额外的激励政策，以提高其预防积极性。这些激励政策包括提供财政支持、税收优惠或表彰奖励等，以鼓励健康服务提供者积极开展预防工作。此外，当发生新冠感染等全球性传染性疾病时，政府还需要给予健康服务提供者更多的支持。这包括提供必要的医疗资源、技术支持和资金支持等，以保证健康服务提供者能够顺利执行并承担防疫任务。同时，政府还需要与国际社会合作，共同应对全球性传染性疾病的挑战。综上所述，政府在决策时，需要充分考虑健康服务需求者的私人信息、健康服务提供者的预防积极性和突发外部因素等，以确保决策的科学性和有效性。构建预防激励体系，可以在不同情形下帮助各参与主体了解各自在不同环境中所处的位置，并帮助他们分析所处位置中的主要矛盾。该体系的构建将整合预防服务资源，提高预防服务效率。

2.4 健康服务运营模式分析及其改进策略

2.3 节从各主体需求及结构关系角度分析了预防激励体系建立的前提和影响因素。本节将首先从运营角度了解目前预防服务中存在的问题，其次给出现存运营模式的改进思路以细化预防激励体系中的激励策略。

2.4.1 健康服务运营模式现状及存在的问题

目前，包含预防服务的运营模式主要分为无政府主导的商业型健康管理模式以及政府主导的福利型健康管理模式。

在无政府主导的商业型健康管理模式中，通常以包含医保功能的健康系统为主导，比较典型的有美国的凯撒医疗集团，这类健康管理模式的运营目标是使健康系统的效用最大化。由于其具有医保功能，通常运营方式为捆绑支付，即个体向健康系统缴纳固定费用，健康系统负责其一定周期内的健康。在这种模式下，健康系统通常会为个体提供预防服务，以降低其患病概率，进而降低自身的医疗成本。预防服务包括健康咨询、定期体检、健康教育等，旨在提高个体的健康意识和自我保健能力。通过预防服务，健康系统可以降低个体患病的风险，减少医疗费用的支出，从而增加健康系统的效用。同时，无政府主导的商业型健康管理模式还注重与个体的沟通与互动。健康系统会根据个体的健康状况和需求，提供个性化健康管理方案，包括饮食、运动、心理等方面的指导。这种个性化服务有助于提高个体的健康水平和生活质量。

在中国，无政府主导的商业型健康管理模式的发展虽尚处于初级阶段，但近年来得到了越来越多的关注和重视。其发展现状如下。

①政策环境。中国政府近年来出台了一系列政策，鼓励和支持商业健康保险与健康管理服务的发展。例如，《"健康中国 2030"规划纲要》第十一章第一节明确提出要积极发展商业健康保险，鼓励企业、个人参加商业健康保险及多种形式的补充保险。

②市场需求。随着中国人民健康意识的提高和健康需求的增长，对商业型健康管理服务的需求也在不断增加。特别是中高收入人群和老年人群

体，对健康管理和保障的需求尤为强烈。

③服务提供。目前，中国市场上已经有一些商业机构开始提供商业型健康管理服务。这些机构通过收集和分析个人健康信息，提供个性化健康管理方案，包括健康咨询、定期体检、健康教育、疾病管理等。

④技术支持。随着互联网和大数据技术的发展，商业型健康管理服务的提供也得到了更多的技术支持。例如，一些商业机构利用大数据和人工智能技术，对个人健康数据进行深度挖掘和分析，以提供更加精准的健康管理方案。

⑤挑战与机遇。虽然商业型健康管理模式在中国发展前景广阔，但仍面临着一些挑战，如政策法规不完善、市场需求不足、服务提供能力不足等；同时，其也面临着巨大的机遇，如政策环境的不断优化、市场需求的不断增长、技术的不断创新等。

总体来说，无政府主导的商业型健康管理模式在中国发展前景可期，但需要在政策环境、市场需求、服务提供和技术支持等方面不断完善和提升。

在政府主导的福利型健康管理模式中，通常以政府制定的规则为框架，医保机构和各级医院协调运营。这类健康管理模式的运营目标是使社会福利最大化，即尽可能提高人民的健康水平。其运营方式为：政府规定全民需要缴纳的医疗保险金额，再将这些保险资金交给医保机构进行管理，医保机构将这些保险资金按照运营情况分配给各级医院，由各级医院负责人民的健康。由于各国、各地区经济发展水平不同，福利型健康管理模式也存在一些差异。下面简单介绍不同国家的福利型健康管理模式。

①英国的国家卫生服务（National Healthcare Service，NHS）模式。英国的 NHS 是典型的福利型健康管理模式，政府负责提供全民免费医疗服务。在 NHS 中，社区医生是主要的医疗资源，他们负责向患者提供初级医疗服务，并向上级医院转诊需要进一步治疗的患者。这种模式强调预防和初级医疗服务的重要性，通过社区医生与患者之间的紧密联系，提高医疗服务的可及性和效率。

②德国的法定医疗保险模式。在德国，公民必须参加法定医疗保险，医疗保险机构负责向医疗机构支付医疗费用。德国的医疗保险机构与医疗机构之间建立了紧密的合作关系，医疗机构通过提供优质的医疗服务获得医疗保险机构的资金支持。这种模式强调医疗保险机构与医疗机构之间的合作和监督，确保医疗服务的公平和质量。

③加拿大的公共医疗保险模式。在加拿大，公民必须参加公共医疗保险，政府负责提供医疗资金并对医疗机构实施监管。这种模式强调医疗服务的公平性和可及性，通过建立全面的公共医疗保险制度确保所有公民都能获得必要的医疗服务。

上述例子表明，不同国家的福利型健康管理模式存在差异，但它们都强调政府在提供医疗服务中的主导作用，并通过不同方式确保医疗服务的公平和质量。

此外，从上述介绍可以看出，目前在由政府主导的福利型健康管理模式中，各级医院主要通过治疗从医保和个人处获得盈利。虽然政府已经将预防的责任交给了基层医疗卫生机构，但是由于缺乏有效的激励措施，预防效果并不理想。因此，为了提高预防效果，政府需要采取更加有效的措施激励基层医疗卫生机构积极开展预防工作。同时，政府也需要加大对医保机构和医院的监管力度，确保资金分配的公平性和有效性。

随着医疗支出金额的逐渐增加，商业型健康管理模式和福利型健康管理模式的界限也逐渐模糊，各种运营模式互相取长补短、逐渐融合。商业型健康管理模式和福利型健康管理模式的融合是应对日益增长的医疗支出压力的必要手段。以美国为例，虽然美国以商业保险运营模式为主，但近年来在该模式的基础上引入了可满足大部分人最基本需求的福利型健康保险——老年医疗保险（Medicare）。这种融合模式既保证了保险公司的盈利，又能满足大部分人的基本医疗需求。在新加坡，政府为应对医疗支出逐渐增加的问题，在福利型健康管理模式的基础上实行全民医疗保险储蓄政策。这种政策将医疗保险基金用于投资以获取更多可用资金，既保证了医疗支出的充足性，又能实现资金的保值增值。在我国，有一些大型企业在国家基本医保的基础上为员工购买额外商业保险。这种模式既能满足员工的个性化需求，又能体现企业的责任与担当。

在了解了商业型健康管理模式和福利型健康管理模式后，接下来本节将对这两种模式逐一进行分析并寻找其中存在的问题。

商业型健康管理模式侧重于实现营利，通常以医保功能为主导，通过提供预防服务和个性化健康管理方案提高个体健康水平。然而，这种模式也存在一些问题。

首先，捆绑支付可能导致个体的特异性需求无法得到满足。由于商业型健康管理模式通常采用打包付费的方式，即一次性支付一定周期的健康管理费用，这种付费方式忽略了个体的具体健康需求。例如，某些个体可能在某一阶段需要更多的预防保健服务，而其他个体则可能不需要。因此，此方式可能会导致个体的特定需求无法得到满足。

其次，道德风险是商业型健康管理模式中存在的一个重要问题。由于商业型健康管理模式以营利为目的，所以存在部分掌握信息优势的个体利用保险将自身风险转嫁给健康系统的情况，即道德风险（Kerkkamp, Van den Heuvel, and Wagelmans, 2019; Bajari et al., 2013），它将大大增加健康系统的运营成本。例如，某些个体可能会过度使用医疗服务，或者故意隐瞒自身存在的健康问题，以便在需要医疗服务时能够得到更多的保障。这些行为都会增加健康系统的运营成本，甚至可能导致健康系统出现财务危机。

因此，商业型健康管理模式虽然能够满足一部分个体的特定需求，但由于存在道德风险等问题，给健康系统的运营带来了很大的挑战。在实施商业型健康管理模式时，需要采取有效的措施降低道德风险，并确保个体的特定需求得到满足。

在福利型健康管理模式中，由于主要盈利点在于治疗，各级医院（健康服务提供者）通常更有动力提供治疗服务。然而，预防服务在提高整体健康水平和降低医疗成本方面具有重要作用，是目前健康管理改革的重点和趋势。因此，为激励健康服务提供者提供更多预防服务并进行积极管理,需要依据效果为预防服务提供更多的盈利点。

另外,预防服务需要健康服务需求者的积极配合。目前,健康服务需求者的配合意愿较低,因此需要为健康服务需求者提供激励。虽然已有研究从了解顾客空闲时间与回访等角度提供了激励,但激励效果并不明显(Liu et al.,2018)。例如,一些基层医疗卫生机构采用积分奖励系统激励健康服务需求者参与预防。然而,这些系统往往存在一些问题:首先,积分奖励的获取和兑换过程可能较为烦琐,导致健康服务需求者失去兴趣;其次,积分奖励的价值可能不足以激励健康服务需求者改变他们的行为,特别是在一些更重要的预防活动中。

需要指出的是,健康服务需求者私人信息的不可获得性,是目前已有健康服务运营模式存在问题的根本原因。由于健康服务需求者的差异性私人信息无法被健康系统或政府获得,机制设计者难以针对这些未知信息给出相应的对策,这也是改进机制的难点。因此,需要探索新的机制设计方法,并鼓励健康服务需求者积极参与机制设计和改进过程。

2.4.2 基于预防激励的健康服务运营模式改进

本节分别针对无政府主导的商业型健康管理模式和政府主导的福利型健康管理模式提出了改进方案,以提高健康服务参与者的预防积极性。

对于无政府主导的商业型健康管理模式,需要改进其运营机制,以提高个体的预防努力。本书在原有捆绑支付的基础上,进行了深入的探索和改进。商业型健康管理模式中成本共担系数的概念为本书提供了新的思路。成本共担系数是指当个体患病时,需要自己承担的治疗费用的比例。基于这一概念,本书通过固定价格与成本共担系数的组合变化,设计了一种新的运营机制。这种机制可以激励存在不同患病概率的个体采取积极的预防措施。具体来说,本书根据固定价格的高低为个体分配不同程度的预防服务课程。同时,本书使用不同的成本共担系数激励个体积极预防。例如,对于患病概率高的个体来说,他们更愿意选择成本共担系数小的保险方案以降低自身成本。针对这类个体,本书设计了固定价格高、成本共担系数小的方案,并提供更精准专业的预防服务。如此一来,不仅满足了这些个体的特异性需求，也对健康系统更有利。商业型健康管理运营模式的改进如图 2.3 所示，其中，不同的固定价格和成本共担系数组合满足了健康服务需求者的特异性需求。这种改进为商业型健康管理模式带来了新的可能性，并有望在未来的实践中取得良好的效果。本书结合实际情况，对不同类型的健康服务需求者进行了深入的分析和研究，并提出了具体的改进方案。这些方案旨在提高个体的预防努力，促进健康系统的可持续发展。

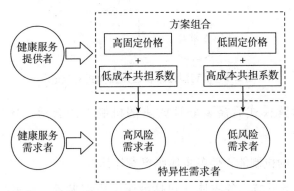

图 2.3 商业型健康管理运营模式的改进

通过改进运营机制，商业型健康管理模式可以更好地满足个体的特异性需求、提高预防效果、降低医疗成本，并促进整体健康水平的提升。

政府主导的福利型健康管理模式，其核心目标是通过改进运营机制实现社会福利的最大化，即在最小化支出的基础上，实现全体个体的健康效用最大化。为实现这一目标，本书在原有运营机制的基础上进行了深入的改进和优化。首先，增加了对健康服务需求者的激励，以提高他们付出预防努力的积极性。通过提供个性化预防服务方案、设立健康奖励计划、开展健康教育和培训等方式，激励健康服务需求者积极参与预防，并取得了良好的效果。同时，对不同情形下的健康服务提供者的激励进行了改进，具体内容参见第四章、第五章。福利型健康管理运营模式的改进如图 2.4 所示。在此模式中，本书综合考虑了健康服务提供者和健康服务需求者的利益，通过改进机制设计，实现了社会福利最大化。

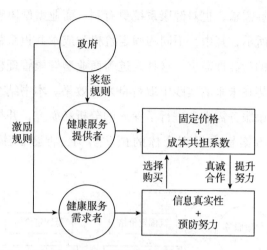

图 2.4　福利型健康管理运营模式的改进

在改进运营模式后需要验证改进的机制是否合适，具体包括两个问题。

（1）改进的机制能否使各主体愿意参与其中

在健康服务领域，各主体（包括健康服务需求者、健康服务提供者、政府）的参与意愿对运营模式的效果和效率有着重要影响。如果各主体对改进的机制没有足够的兴趣或动力来参与，这种机制就无法有效地运作。因此，我们需要验证改进的机制能否激发各主体的参与意愿，使他们愿意积极参与健康服务。

（2）改进的机制是否解决了原有机制中存在的问题

改进运营模式的机制目的是解决原有机制中存在的问题，提高预防效用。如果改进后的机制没有解决原有机制中的问题，或者没有实现预防效用的增加，那么这种改进就是无效的。因此，我们需要验证改进的机制能否解决原有机制中存在的问题，并提高预防效用。

针对问题（1），需要设计一系列约束准则，使改进后的运营模式更受健康服务各参与主体（健康服务供需双方和政府）欢迎。在机制设计理论中存在个体理性的概念，即当改进后的机制给各参与主体带来不小于原机制的效用时，他们会选择加入改进后的机制。例如，在健康服务市场中，政府可以设立奖励计划，鼓励医疗机构提供高质量的预防服务。这些奖励可以是基于医疗机构在预防服务方面的表现，如预防疾病的成功率和患者的满意度等。如此一来，医疗机构在追求自身利益的同时，也能提高预防效果，实现整体目标的优化。另外，政府还可以定期评估和调整健康政策，以确保其与当前的社会、经济和人民健康状况相适应；鼓励各参与主体提出改进建议，不断完善和优化运营模式以更好地满足各方的需求。

在保证各参与主体愿意加入改进的运营模式后，需要解决问题（2），而解决问题（2）则需要解决健康服务需求者私人信息未知的问题，即如何在未知健康服务需求者私人信息的情形下进行机制设计，使各参与主体效用最大化。在这里，机制设计理论中的激励相容原理为我们提供了答案。简单来说，如果一个机制能够激励每个参与者采取最大化整体利益的行动，该机制就是激励相容的。激励相容原理同样适用于健康服务领域。具体来说，当健康服务需求者使用真实私人信息获得的效用大于使用虚假信息获得的效用时，该需求者会选择使用真实信息进行决策（Narahari，2014）。因此，为满足激励相容原理，我们构建的机制需要确保健康服务需求者在使用真实信息时能够获得更大的效用。那么，如何将不满足激励相容原理的机制改进为满足激励相容原理的机制呢？

假设一个健康服务市场的原机制，是一个基于固定价格和固定质量的机制。在这种情况下，如果健康服务需求者使用真实信息来选择健康服务提供者，他们就会获得一个固定的效用。但是，如果他们使用虚假信息来选择健康服务提供者，则可能获得更高的效用。因此，这个机制是不满足激励相容原理的。

为改进这个机制，我们可以引入一个基于绩效的激励机制。具体来说，我们可以根据健康服务提供者的绩效来调整价格和质量。如果健康服务提供者提供了高质量的服务，他们就可以获得更高的价格和更好的声誉。同时，如果健康服务需求者使用真实信息来选择健康服务提供者，他们就可以获得更高的效用。因此，这个改进后的机制是满足激励相容原理的。

通过上述例子我们可以看到，将不满足激励相容原理的机制改进为满足激励相容原理的机制是可能的。在构建健康服务运营模式时，我们需要考虑激励相容原理以确保各参与者的利益最大化。

2.5 预防激励体系的构建

本节首先给出预防激励体系的定义、内涵与作用，其次说明预防激励体系的构建流程。

2.5.1 预防激励体系的定义、内涵与作用

在参考了其他有关预防激励与政策建议的书籍后，本部分给出了预防激励体系的定义，并介绍了其相应的内涵和作用。

1. 预防激励体系的定义

预防激励体系是指在健康管理领域中，通过运用机制设计理论和调查研究法、实证法等方法，以预防为目的，激励个人和组织积极参与健康行为改变的一种体系。

2. 预防激励体系的内涵

预防激励体系的内涵包括以下几个方面。

①预防为主。该体系以预防为主要目标，通过激励个人和组织采取健康的行为与生活方式，降低患病风险，提高全民健康水平。

②激励机制。该体系通过建立有效的激励机制，给予积极参与健康行为改变的个人和组织相应的奖励或好处，如提供优惠的健康保险、给予社会声誉等。

③科学性。在制定激励措施时，需要基于科学研究和实证证据，确保措施的有效性和可行性。调查研究法和实证法等方法的运用，有助于了解目标人群的需求和行为特点，为制定科学合理的激励措施提供依据。

④公平性。在实施激励措施时，需要确保公平性，避免地域、性别、收入等因素导致的不公平现象。

⑤可调整性。预防激励体系需要根据实施效果和反馈信息进行调整，

不断完善和优化措施，以适应健康管理领域的变化和发展。

3. 预防激励体系的作用

预防激励体系的作用主要包括以下几点。

①提高全民健康水平。预防激励体系通过激励个人和组织采取健康行为，降低患病风险，提高全民健康水平。

②节约医疗资源。预防激励体系能降低疾病发生率，减轻医疗系统负担，节约医疗资源。

③促进社会和谐。预防激励体系能提高人民健康水平，有助于提高人民生活质量，促进社会和谐。

④推动健康产业发展。预防激励体系能激励更多的人和组织参与健康管理，推动健康产业的发展。

2.5.2　预防激励体系的构建流程

本部分给出了预防激励体系的构建流程，包括明确参与主体、分析各参与主体需求及私人信息、设计新的预防激励机制及相应的体系、判断并寻求最优策略、灵敏度分析和控制变量法研究以及针对不同情境给出管理学建议。此外，给出了建立预防激励体系需要满足的基本条件与原则。预防激励体系的构建流程如图 2.5 所示。

1. 明确参与主体

在构建预防激励体系的过程中，首先，要明确涉及的主体有哪些，其中包括健康服务需求者、健康服务提供者、政府；其次，要明确政府在预防激励体系中的角色和参与程度，因为政府的参与方式和支持力度对预防激励体系的构建及运行有着重要影响。

2. 分析各参与主体需求及私人信息

对于各参与主体，需要深入了解他们的具体需求，特别是健康服务需求者的私人信息，这是进行机制设计的关键因素。私人信息包括健康状况、风险因素、预防努力情况等，对于制定有针对性的预防激励策略至关重要。

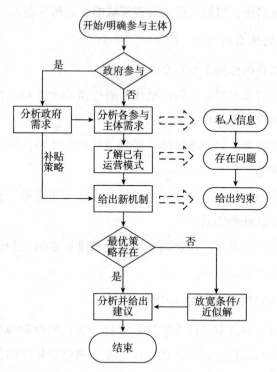

图 2.5　预防激励体系的构建流程

同时，需要分析当地已有的预防激励运营政策，了解其存在的问题和不足。这有助于为新的预防激励体系提供改进的方向和依据。通过对已有政策的深入了解，可以发现其中的不足和漏洞，为新的体系设计提供参考和借鉴。

3. 设计新的预防激励机制及相应的体系

设计的新机制应满足以下两个基本条件。

（1）满足个体理性的条件

为使各参与主体愿意加入改进的机制，需要确保该机制能够满足个体理性。具体来说，改进的机制应该能够为各参与主体提供足够的激励，使其加入改进后的运营模式能够获得更大的效用。具体可以通过以下措施来实现。

①提供定制化服务方案。根据各参与主体的需求和偏好，提供定制化

服务方案以满足其特殊需求，从而提高其参与意愿和满意度。

②优化定价策略。通过合理的定价策略，确保各参与主体能够以合理的价格获得高质量的服务；同时，可以采取灵活的支付方式，降低参与门槛和成本。

（2）满足激励相容原理的条件

为使健康服务需求者愿意使用真实私人信息进行决策，并使所有主体获得最大效用，需要满足激励相容原理的条件。具体来说，改进的机制应该能够激励健康服务需求者提供真实信息，同时确保他们获得的效用大于使用虚假信息获得的效用。

首先，可以通过建立合理的激励机制和惩罚机制来实现。以下是一些具体措施。

①建立基于绩效的激励机制。根据健康服务提供者的绩效调整价格和质量。如果健康服务提供者提供了高质量的服务，他们就可以获得更高的价格和更好的声誉。这种激励机制可以激励健康服务提供者提供更好的服务，同时激励健康服务需求者提供真实信息。

②建立有效的监督和反馈机制。及时发现和纠正机制中的问题，确保机制持续、有效地运行；同时，对于提供虚假信息的健康服务需求者，可以采取一定的惩罚措施，如降低其信用评级、取消其参与资格等。

③加强信息安全管理。保护健康服务需求者的私人信息不被泄露和滥用。建立健全的信息安全管理制度和技术手段，确保各参与主体在使用真实信息时能够获得更大的效用。

只有满足了个体理性，各参与主体才愿意加入新的预防激励机制；只有满足了激励相容原理，新机制才能保证各参与主体的利益不被侵犯，并且在进行努力后可以获得相应的激励。

其次，给出设计新预防激励机制的原则，以确保新机制公正、有效和可持续。以下是设计新预防激励机制的四个主要原则。

①信息真实原则。信息真实原则是设计新预防激励机制的基础。这意味着各参与主体提供的信息都应该是真实、准确和完整的。为确保信息的

真实性，我们需要采取一系列措施，如设计奖惩规则，对提供虚假信息者进行惩罚，使其获得的收益降低。同时，我们还需要建立有效的信息反馈机制，及时纠正和更新信息，确保信息的准确性和完整性。

②绩效激励原则。绩效激励原则是设计新预防激励机制的核心。这意味着我们要根据参与者的绩效表现给予其相应的激励。为实现这一原则，我们需要针对不同主体分别建立科学的绩效评估体系，明确评估标准和评估方法。同时，我们还要根据绩效评估结果调整对健康服务提供者和健康服务需求者的激励措施，确保激励与绩效相匹配。

③公平原则。公平原则是设计新预防激励机制的基本要求。这意味着我们要确保各参与主体都能平等地获得激励。为实现公平原则，我们需要建立公开透明的激励机制，确保各参与主体都能了解机制的运行规则和激励措施。同时，我们还要避免任何形式的歧视和不公平现象，确保新机制的公正性和平等性。

④及时反馈原则。及时反馈是设计新预防激励机制的重要环节。这意味着我们要及时向各参与主体反馈信息，以便他们了解自己的绩效表现和激励情况。为实现及时反馈原则，我们需要建立有效的反馈机制，及时收集和分析各参与主体的反馈信息。同时，我们还要根据反馈信息调整激励机制和措施，确保机制持续、有效地运行。

上述原则有助于建立一个公正、有效和可持续的预防激励机制，促进健康服务的改进和发展。

4. 判断并寻求最优策略

具体分为以下三个方面的内容。

（1）判断是否存在最优策略

在满足上述约束和原则的条件下，需要判断各参与主体是否存在最优策略。如果存在最优策略，就需要通过数学方法或优化算法进行求解。

（2）求解最优策略

如果存在最优策略，可以使用数学方法或优化算法求解。例如，可以使用线性规划、整数规划、动态规划等数学方法求解。如果使用这些方法无法得到最优策略，我们还可以使用启发式算法、遗传算法、模拟退火算法等智能优化算法求解近似最优策略。

（3）无法求解最优策略时的处理

如果无法通过数学方法或优化算法求解最优策略，我们可以通过收集实际数据，并进行模拟和仿真实验，获得各参与主体的近似最优策略；还可以通过放松部分条件，如加入配置效率，获得拟线性条件下的最优策略。

5. 灵敏度分析和控制变量法研究

灵敏度分析和控制变量法研究具体包括以下两个部分。

（1）灵敏度分析

在得到最优策略之后，需要进行灵敏度分析，以评估最优策略对不同参数或假设的敏感程度。灵敏度分析可以帮助我们了解最优策略的稳定性和可靠性，以及在不同情境下的适用性。

（2）控制变量法研究

对于无法直观获得的相关关系，可以使用控制变量法研究变量之间的变化趋势。此方法可以帮助我们更好地理解变量之间的关系，以及最优策略在不同变量组合中的表现。

在控制变量法研究中，需要保持其他变量不变，只改变其中一个变量，观察其对最优策略的影响。通过这种方式，我们可以了解各变量对于最优策略的影响程度和方向，以及最优策略在不同变量组合中的表现。

6. 针对不同情境给出管理学建议

通过对灵敏度分析和控制变量法的研究，可以挖掘相关的管理学建议。这些建议可以协助政府在推广疾病预防的激励机制中调整激励策略，帮助健康服务提供者优化资源配置、提高预防效率；同时，还可以激励健康服务需求者使用真实私人信息进行决策，从而减少道德风险和逆向选择带给健康服务提供者的伤害。进一步地，这些建议可以帮助健康服务提供者为健康服务需求者提供差异化健康服务，使健康服务需求者愿意付出更多预防努力，提高其健康水平。

2.6 本章小结

本章基于机制设计理论，对预防管理中的各参与主体及其需求进行了深入分析，并针对遇到的问题，从主体间结构关系和运营模式改进两个方面出发，构建了健康服务中包含所有参与主体的预防激励体系框架。具体内容概括如下。

1. 参与主体结构关系分析

明确了预防管理的各参与主体及其利益诉求，并从主体间结构关系出发，给出了有政府参与和无政府参与两种情形下的预防激励结构。这为预防激励体系的构建提供了基础框架。

2. 健康服务运营模式分析

通过了解上述两种情形下已有的运营模式，分析了其存在的问题，如信息不对称、激励不匹配等，并给出了改进思路。这为预防激励体系及其机制的改进提供了指导方向。

3. 制定预防激励体系的构建流程

制定预防激励体系的构建流程具体包括以下三个方面的内容。

（1）基于机制设计理论的检验标准制定

本章基于机制设计理论，对机制合理性检验做出了规范。该规范为预防激励体系的合理性提供了检验标准。

（2）流程构建与闭环打造

本章给出了预防激励体系的构建流程，为地方政府或相关健康系统构建一个合理有效的预防激励机制提供了具体步骤和操作指南。

本章的研究打造了一个"明确需求—模式改进—合理性检验"的闭环系统，解决了无法获取私人信息情形下的预防激励机制设计问题，整合了在建立预防激励机制时没有可参照的标准化体系问题，为后续针对不同疾病的预防激励机制设计提供了一套可供借鉴的模板。

（3）问题解决与政策建议

本章为地方政府或相关健康系统提供了理论支持和合理建议，帮助上述主体构建了一系列合理有效的预防激励机制。这将有助于提高预防管理的效果和效率，促进健康服务的改进和发展。

第三章　遗传病的预防激励机制设计

3.1　引言

目前，健康服务提供者在提供优质健康服务的同时，也需要应对医疗资源和需求增长之间的矛盾。这主要表现在以下两个方面：一是医疗资源的有限性，即现有的医疗设施、医护人员和资金等资源无法满足所有健康服务需求者的需求；二是需求不断增长的压力，包括人口老龄化、慢性病发病率上升以及人们对健康水平和生活质量要求的提高等因素。因此，健康服务提供者面临的主要挑战是，如何在有限的医疗资源和不断增长的需求这一矛盾下提供更好的健康服务。新兴的健康保险是减少健康服务需求者和国家支出的有效途径，其不仅涵盖了对健康服务需求者的治疗费用，还包括相应的预防保健服务。有效的预防可以降低患病概率，进而节省用于治疗的医疗开支。由于一般的保险公司无法提供专业的预防和治疗服务，一些由保险公司和健康服务机构（如社区医院、大医院等）组成的健康系统应运而生，美国著名的凯撒医疗集团就属于这种健康系统。在中国，类似的健康系统也发挥着越来越重要的作用。例如，深圳罗湖医院集团是一个由当地医疗保险部门资助、社区医院和三级医院组成的健康系统。在此系统中，社区医院主要负责预防，而三级医院则负责治疗。此外，该集团可提供关于高血压的专项健康服务，旗下的社区医院定期为个体提供体检和预防建议，这些建议包括减少烟酒的摄入量、多做运动、减少摄盐量等，而旗下的三级医院则负责治疗患病的个体。此类健康系统的主要运营模式是通过固定保费将个体与健康系统捆绑在一起，可以刺激健康系统预防和控制费用，从而提高健康服务的效率。虽然这种方式有助于缓解医疗服务效率低下的问题，但医疗支出的增长问题依然严峻。数据显示，2017 年，美国医疗费用占其 GDP 的 17%，且预计到 2025 年将增长至 19.9%（Keehan et al.，2017）。

产生该问题的一个重要原因是，上述机制无法区分高风险个体，而高风险个体往往具有信息优势。即一些拥有家族遗传史的高风险个体，会根据自身家族信息推测其患病概率。他们通常会隐瞒自身遗传信息并购买相应的健康服务，将自身风险转嫁给健康系统。这类高风险个体的聚集导致了健康系统的服务效率低下，而出于隐私保护等，健康系统无法获取此类个体的私人信息，从而导致信息不对称。这种信息不对称造成了个体的道德风险（Kerkkamp，Van den Heuvel，and Wagelmans，2019；Bajari et al.，2013）。

为解决此问题，学术界和业界进行了各种尝试。在学术领域，这类问题已经得到了广泛研究（Liu et al.，2018；Laker et al.，2018；Mehta et al.，2017），其主要思想是使用各种方法预测个体的私人信息并给出相应的策略。然而，这些方法涉及信息安全和隐私保护等问题。在具体实践中，解决该问题的方法是发现－惩罚机制，即如果发现此类个体故意隐瞒自己的真实健康信息，那么便对其进行惩罚。这种方法虽然在一定程度上解决了上述问题，但无法避免个体的道德风险。这些高风险个体组成的群体仍然有隐瞒私人信息的动机，而且难以界定他们是否存在故意隐瞒行为。

因此，本章基于机制设计理论，从健康系统角度出发制定了一个保险策略组合，以不同的定价和服务区分、引导拥有不同私人信息的个体，使其愿意使用真实信息进行决策，最终使健康系统效用最大化。

该保险策略组合包括以下几个方面。

①定价策略：针对不同类型的个体，采用不同的保费定价，以区分这些个体的风险程度。

②服务策略：提供不同层次的服务，以满足不同类型个体的需求。

③激励机制：通过奖励和惩罚机制，激励个体使用真实信息进行决策。

通过上述保险策略组合，可以有效地区分高风险个体和低风险个体，并引导不同类型的个体使用真实信息进行决策。

上述保险策略组合的优点，一是该保险策略组合可以使健康系统效用最大化，提高服务效率和质量；二是这种策略组合的思想可以为后续针对不同类型患者的预防差异化研究和实践提供有益的参考与借鉴。

3.2 遗传病与相关私人信息概述

遗传病，是指由遗传物质发生改变引起的或者是由致病基因控制的疾病（战拉克，1985），是完全或部分由遗传因素决定的疾病，常表现为先天性，也可后天发病，包括染色体畸变以及在染色体水平上不可见的基因突变导致的疾病。根据遗传物质和结构的不同，遗传病可分为以下三类。

①染色体病或染色体综合征：这类疾病通常由染色体数目或结构异常引起。例如，作为一种常见的染色体病，唐氏综合征是因第 21 号染色体多出一条而引起。

②单基因病：这类疾病通常由单个基因突变引起。例如，常见的镰状细胞性贫血便是由血红蛋白基因突变引起的。

③多基因病：这类疾病通常由多个基因共同作用引起。例如，精神分裂症的病因便涉及多个基因的变异。

随着现代医学的发展，之前被认为是不治之症的遗传病，如今不仅有了预防和治疗的途径，而且产生了新的应对措施。例如，对糖尿病患者来说，注意合理饮食、平衡摄入量与消耗量、维持体重平衡等，有助于稳定病情。对于健康者来说，如果能保持健康的饮食习惯、控制糖分摄入，同时进行适量的运动、保持体重在正常范围内，那么患糖尿病的风险就会大大降低。又如，对于阿尔茨海默病来说，可以通过鼓励学习、锻炼用脑、鼓励参加社交活动等措施进行预防。老年人如果能够保持学习和思考的习惯，积极参与社交活动，那么其患阿尔茨海默病的风险就会降低。同时，通过锻炼大脑如进行智力游戏、学习新技能等，也有助于预防阿尔茨海默病。上述措施可以降低疾病发生的风险，提高个体的生活质量。

与一般疾病不同的是，部分后天发病的遗传病在早期较难发现，往往只有通过基因测序、染色体检查等昂贵手段才能被医疗机构检测出来。这些检查不仅费用高昂，而且通常需要专业的医疗知识和技术。因此，许多个体在没有明显症状的情况下，可能无法及时发现自己的遗传病风险。然而，一些个体可以通过家族遗传史推断出自己是否存在该遗传病基因。这些信息作为个体的私人信息几乎无法被其他主体观测到，这就造成了信息不对称，进而使个体在健康保险交易过程中处于有利地位。在健康保险交易过程中，保险公司通常会为个体提供体检服务以获悉其健康状况，然而这类掌握自身遗传信息的个体由于当前尚未发病，表现为健康状态。因此，如果高风险个体故意隐瞒自身遗传信息，健康系统往往无法分辨。为了应对该问题，本章进行了基于机制设计的保险组合方案研究。

3.3　基于机制设计的保险组合方案

3.3.1　问题描述

本部分考虑设计一个包含保险组合定价与服务的机制，以激励异质性个体愿意真诚地与健康系统合作并付出更多预防努力，进而使健康系统效用最大化。该机制的主体有两个：健康系统和异质性个体。健康系统为机制设计者和博弈中的领导者，异质性个体为博弈中的跟随者。健康系统作为机制设计者和博弈中的领导者，需要制定合理的保险组合定价和服务策略，以吸引异质性个体参与合作；异质性个体作为博弈中的跟随者，需要根据自己的情况和需求选择合适的保险组合，并付出相应的预防努力。

对于健康系统来说，其目标为效用最大化。该效用受到个体的保险方案选择和预防努力程度的影响。为实现该目标，健康系统需要引导个体使用真实信息进行决策，并提升其预防努力。假设有 n 种方案组合，其中，$j(j = 1, 2, \cdots, n)$ 表示第 j 个方案。健康系统的决策变量包括对应任意方案 j 的固定价格 P_j 和成本共担系数 r_j。不同的方案组合包含不同程度的预防服务。健康系统设置的组合价格之和不能大于原有机制中的捆绑固定价格，否则个体将不愿加入新的保险组合方案。

对于任意个体 $i(i = 1, 2, \cdots, m)$，其目标为通过最小的成本获得最大的健康效用。个体需要根据自身私人信息 θ'_i 选择一个合适的方案 j，并且决定其预防努力程度 e_{ij}。在本章中，个体的私人信息是指其通过家族遗传信息获知的患病概率。该私人信息只有其自身知晓，健康系统无法获得。因此，个体可以首先判断是否使用真实私人信息进行决策，其次根据使用的真实（虚假）信息选择保险方案并付出相应的预防努力。不合适的保险方案需要个体付出更多的预防努力或治疗成本。此外，过少的预防努力会使高风险个体患病概率依然较大，导致其付出治疗成本的风险较高；而过多的预防努力会增加其总成本，从而降低个体总效用。因此，如何引导个体通过真实私人信息选择合理的保险方案，并付出适当的预防努力，是本章需要解决的问题之一。本章需要使用的参数与决策变量见表 3.1。

表 3.1　参数与决策变量

变量符号	参数
θ'_i	个体 i 的私人信息。其中，$i = 1, 2, \cdots, m$。如果 $\theta'_i = \theta_i$，则表示该个体使用真实私人信息；如果 $\theta'_i \neq \theta_i$，则表示该个体使用虚假私人信息
θ_i	个体 i 的真实私人信息
ω_i	个体 i 的患病概率，是由个体的真实私人信息决定的，$\rho(\theta_i) = \omega_i$
h	个体 i 的初始健康情况
B_i	个体 i 的单位预防努力成本
μ_1	预防成本效用系数
μ_2	治疗成本效用系数
k	预防对患病概率的综合影响系数
C_j	方案 j 的预防成本，其中，$j = 1, 2, \cdots, n$
D_i	个体 i 的治疗成本
α_i	个体 i 的病情退化程度
β_j	方案 j 提供的理想预防效用，其中，$\beta_j = \mu_1 C_j$（Mehta et al.，2017）
γ_i	个体 i 的治疗效用，其中，$\gamma_i = \mu_2 D_i$（Mehta et al.，2017）

变量符号	参数
P	原捆绑支付方案中的固定价格
a_j	选择方案 j 的人数
φ_j	选择方案 j 的个体平均患病概率

变量符号	决策变量
P_j	方案 j 的固定价格
r_j	方案 j 的成本共担系数
x_{ij}	0 – 1 变量，当 $x_{ij}=1$ 时，表示个体 i 选择了方案 j；当 $x_{ij}=0$ 时，表示个体 i 未选择该方案。其中，$\sum_{j=1}^{n} x_{ij} \leq 1$
e_{ij}	个体 i 选择方案 j 后的预防努力，其中，$0 < e_{ij} \leq 1$

各主体决策顺序如下。

第一阶段，设置保险组合方案。由于健康系统无法获得个体的患病概率，其需要通过历史数据获得所有个体的患病概率分布及市场上的个体总数 m，然后将其作为设置保险方案的基础。健康系统将个体分为 n 类，对应 n 种保险方案，进而给出每种保险对应的个体平均患病概率 φ_j，设定方案 j 的预防服务、治疗服务以及固定价格 P_j 和成本共担系数 r_j。

第二阶段，方案选择。个体 i 根据私人信息 θ'_i 确定是否选择方案 j，并缴纳固定价格 P_j。

第三阶段，预防阶段。健康系统根据个体选择的方案提供预防服务，其理想预防效用为 β_j。如果个体 i 选择方案 j，则其预防努力的程度为 e_{ij}。预防服务的内容包含相应的预防建议。预防效用是由预防服务的理想预防效用和个体预防努力共同决定的，表示为 $\beta_j e_{ij}$。

第四阶段，治疗阶段。假设 ω_i 为个体 i 的患病概率，D_i 表示个体 i 患病时的治疗成本。此时，该个体的治疗效用为 γ_i。处于本阶段的个体 i 需要额外支付治疗费用 $D_i r_i$。值得指出的是，φ_j 与 ω_i 不同，个体可以通过判断何种保险方案的患病概率更接近自己的真实患病概率而决定采用该方案。

为降低额外治疗费用，个体 i 将加大自己的预防努力 e_{ij}，因为预防努力的增加可提高预防效用进而降低患病概率，还可以节省总体治疗费用，使健康系统获得更多盈余。

本章提出假设如下。

假设 1：所有主体都是完全理性的，即以效用最大化为目标。

假设 2：个体可以通过家族遗传病史准确推断出自身患病概率，即私人信息。

需要指出的是，本章提出的方案组合可以使个体主动使用真实私人信息选择适合他们的方案。例如，患病概率高的个体更倾向于选择成本共担系数小的方案。此时，为这类成本共担系数小的方案配备较高的固定价格和更专业的预防服务，会帮助此类个体提高预防效率，同时降低健康系统的成本风险。

3.3.2　模型构建与求解

对于个体来说，其使用的私人信息（真实或虚假）不同，获得的效用也会不同。因此，个体的效用取决于其私人信息的真实性、方案选择的合理性，以及预防努力策略。

如果个体 i 使用真实私人信息（$\theta'_i = \theta_i$），且该个体选择了方案 j，则其效用为

$$u_i(x_{ij}, e_{ij}) = x_{ij}\{h + (1 - k\beta_j e_{ij})\omega_i(-\alpha_i + \beta_j e_{ij} + \gamma_i) -$$

$$\left[P_j + (1 - k\beta_j e_{ij})\omega_i r_j D_i + \frac{B_i e_{ij}^2}{2}\right]\} \tag{3.1}$$

个体效用由方案选择情况 x_{ij}、健康效用 $h + (1 - k\beta_j e_{ij})\omega_i(-\alpha_i + \beta_j e_{ij} + \gamma_i)$ 和费用效用 $P_j + (1 - k\beta_j e_{ij})\omega_i r_j D_i + \frac{B_i e_{ij}^2}{2}$ 共同决定。个体的健康效用由初始健康情况 h、预防下的个体患病概率 $(1 - k\beta_j e_{ij})\omega_i$（Chauvin，Chopard，and Tabo，2020；Narahari，2014）和健康服务 $-\alpha_i + \beta_j e_{ij} + \gamma_i$（Mehta et al.，2017；Narahari，2014）组成。值得注意的是，预防努力 e_{ij} 不仅能影响实际的预防效果 $\beta_j e_{ij}$，还能降低个体患病概率 $(1 - k\beta_j e_{ij})\omega_i$（Mehta et al.，2017；Chauvin，Chopard，and Tabo，2020；Narahari，2014；Ma，

Shang, and Wang，2017）。通过体检和相应的预防建议等预防服务，个体可以提升自己的健康状况，降低病情恶化的程度。在成本效用函数中，存在价格效用系数（为便于计算，假定它为1）。成本效用由价格效用系数1、固定价格 P_j、预期分摊成本 $(1 - k \beta_j e_{ij}) \omega_i r_j D_i$ 和预防成本 $\dfrac{B_i e_{ij}^2}{2}$ 组成（Mehta et al.，2017；Chauvin，Chopard，and Tabo，2020；Ma，Shang，and Wang，2017）。

当个体使用虚假的私人信息（ $\theta'_i \neq \theta_i$ ）时，其会选择其他方案 $l (l \neq j)$ ，效用为 $u_i(x_{il}, e_{il})$ 。

对于健康系统而言，其效用可表达为

$$U = \sum_{j=1}^{n} U_j(P_j, r_j) = \sum_{j=1}^{n} \sum_{i=1}^{m} E(U_j(P_j, r_j) \mid \theta'_i) \qquad (3.2)$$

其中，U 表示健康系统的效用。$U_j(P_j, r_j)$ 表示方案 j 的效用，由所有选择方案 j 的人带来的效用组成。$E(U_j(P_j, r_j) \mid \theta'_i)$ 表示当个体 i 根据 θ'_i 选择方案 j 时，健康系统获得的预期效用。

当个体 i 使用真实的私人信息（ $\theta'_i = \theta_i$ ）时，健康系统从个体 i 获得的效用为

$$E(U_j(P_j, r_j) \mid \theta'_i) = P_j - C_j - D_i(1 - r_j)(1 - k \beta_j e_{ij}) \rho(\theta'_i) \quad (3.3)$$

该效用是由收入和支出的差决定的。收入来自个体 i 支付的固定价格 P_j 。支出由两部分组成：预防成本 C_j 和健康系统支付的治疗费用部分 $D_i(1 - r_j)(1 - k \beta_j e_{ij}) \rho(\theta'_i)$ 。$\rho(\theta'_i)$ 表示当个体使用真实（或虚假）信息选择他们的方案时，表现出的疾病概率，即如果 $\theta'_i = \theta_i$ ，则 $\rho(\theta_i) = \omega_i$ 。健康系统无法获取 $\rho(\theta_i)$ ，但健康系统可以得到所有个体的患病概率分布。$(1 - k \beta_j e_{ij}) \rho(\theta'_i)$ 代表个体 i 在预防后的患病概率。健康系统的效用也取决于个体的健康状况，并反映在预防成本 C_j 和治疗成本 D_i 上。C_j 是由方案 j 决定的，而 D_i 则取决于个体 i 自身的健康结果。此外，需要满足的价格约束条件如下。

$$\frac{P_j + \omega_i r_j D_i}{\varphi_j} \leqslant \frac{P}{\omega_i} \qquad (3.4)$$

其中，$\dfrac{P_j + \omega_i\, r_j\, D_i}{\varphi_j}$ 表示个体 i 选择方案 j 时的预期成本，$\dfrac{P}{\omega_i}$ 表示原有保险方

案的预期成本。$\overline{\omega_i} = \dfrac{\sum\limits_{i=1}^{m} \omega_i}{m}$，表示所有个体的平均患病概率，$P$ 表示原方

案的价格。式（3.4）表示在相同的疾病风险下，个体在新机制下支付的总金额不高于原方案的支付金额。式（3.4）还表明，治疗服务的成本 D_i 也会影响定价策略（P_j，r_j）。

当个体 i 使用虚假的私人信息时（$\theta'_i \neq \theta_i$），健康系统从个体 i 获得的效用为 $E[U_l(P_l, r_l) \mid \theta'_i]$。

在给出各主体的目标函数后，需要明确本章的目标，即不仅希望每类参与主体的效用最大化，还希望各参与主体愿意参与新的机制，进而使个体愿意使用真实信息进行决策。因此，本章给出相应的约束条件，这些约束条件包括个体理性、最优解存在性，以及贝叶斯激励相容原理。

首先，给出上述三种个体约束的具体表达。

定义 3.1（双重个体理性定义）　如果对任意个体 i 满足 $u_i(x_{ij}, e_{ij}) > u_i(0,0)$，且 $u_i(x_{ij}, e_{ij}) > u_i(x_{ij}, 0)$，则该个体满足双重个体理性约束。

其中，$u_i(x_{ij}, e_{ij})$ 表示个体 i 根据私人信息 θ'_i 选择方案 j 并使用预防努力 e_{ij} 时的效用。$u_i(0,0)$ 揭示了个体 i 不选择方案且不承认预防努力时的效用。$u_i(x_{ij}, 0)$ 表示个体 i 选择方案 j 但不做预防努力时的效用。定义 3.1 表明，在本章设计的机制中，当个体选择方案并且付出努力时，其效用大于没有选择方案或没有付出预防努力的效用。

命题 3.1（双重个体理性）　若个体 i 的决策变量 e_{ij} 满足 $x_{ij} = 1$，

$$\max\{\underline{e},0\} < e_{ij} < \min\left\{\overline{e}, \frac{2\beta_j(1 + kD_i\,r_j + \alpha_i - \gamma_i)\,\omega_i}{B_i + 2\beta_j^2\,\omega_i}, 1\right\}, \ \forall i,j，其中，$$

$$\underline{e} = \frac{\beta_j\,\omega_i[1 + k(D_i\,r_j + \alpha_i - \gamma_i)] - \sqrt{\Delta}}{2\beta_j\,\omega_i}，\quad \overline{e} = \frac{\beta_j\,\omega_i[1 + k(D_i\,r_j + \alpha_i - \gamma_i)] + \sqrt{\Delta}}{B_i + 2k\beta_j^2\,\omega_i}。$$

且保险方案的价格 P_j 和 r_j 满足 $\Delta \geqslant 0$。

其中，$\Delta = (2B_i + 4k\beta_j^2\,\omega_i)[h - P_j - (D_i\,r_j + \alpha_i - \gamma_i)\,\omega_i] + \beta_j^2\,\omega_i^2[1 +$

$k(D_i r_j + \alpha_i - \gamma_i)]$，则有 $u_i(x_{ij}, e_{ij}) > u_i(0,0)$ 且 $u_i(x_{ij}, e_{ij}) > u_i(x_{ij}, 0)$。

证明： 首先给出 $u_i(x_{ij}, e_{ij}) > u_i(0,0)$ 的条件，因为 $u_i(0,0) = 0$，则可以写成 $u_i(x_{ij}, e_{ij}) > 0$。假设个体 i 已经根据私人信息 θ'_i 选择了方案 j，此时个体 i 效用为

$$u_i = -\frac{1}{2} B_i e_{ij}^2 + h - P_j + (-1 + k e_{ij} \beta_j)(D_i r_j + \alpha_i - e_{ij} \beta_j - \gamma_i) \omega_i$$

因为 $-\omega_i \beta_j - k\beta_j^2 < 0$，上述一元二次函数开口向下，如果要使 $u > 0$，则 $\Delta \geq 0$，$\underline{e} < e_{ij} < \bar{e}$。

$$\Delta = (2 B_i + 4k\beta_j^2 \omega_i)[h - P_j - (D_i r_j + \alpha_i - \gamma_i) \omega_i] +$$
$$(\beta_j \omega_i)^2 (1 + k D_i r_j + k \alpha_i - k \gamma_i)^2 \geq 0$$

其中，$\underline{e} = \dfrac{\beta_j \omega_i [1 + k(D_i r_j + \alpha_i - \gamma_i)] - \sqrt{\Delta}}{2 \beta_j \omega_i}$，

$$\bar{e} = \frac{\beta_j \omega_i [1 + k(D_i r_j + \alpha_i - \gamma_i)] + \sqrt{\Delta}}{B_i + 2k\beta_j^2 \omega_i}。$$

接下来给出 $u_i(x_{ij}, e_{ij}) > u_i(x_{ij}, 0)$ 的条件，此时两种个体效用差为

$$u_i(e_{ij}) - u_i(0) = (1 - k\beta_j e_{ij}) \omega_i(-\alpha_i + \beta_j e_{ij} + \gamma_i) -$$
$$\left[(1 - k\beta_j e_{ij}) \omega_i r_j D_i + \frac{B_i e_{ij}^2}{2}\right] -$$
$$\omega_i(-\alpha_i + \gamma_i - r_j D_i)$$

如果 $u_i(e_{ij}) - u_i(0) > 0$，则有 $0 < e_{ij} < \dfrac{2 \beta_j(1 + k D_i r_j + \alpha_i - \gamma_i) \omega_i}{B_i + 2\beta_j^2 \omega_i}$。

又因为 $0 < e_{ij} \leq 1$，所以当 $x_{ij} = 1$，$\max\{\underline{e}, 0\} < e_{ij} < \min\{\bar{e},$ $\dfrac{2 \beta_j(1 + k D_i r_j + \alpha_i - \gamma_i) \omega_i}{B_i + 2\beta_j^2 \omega_i}, 1\}$，且 $\Delta = (2 B_i + 4k\beta_j^2 \omega_i)[h - P_j - (D_i r_j +$ $\alpha_i - \gamma_i) \omega_i] + (\beta_j \omega_i)^2 (1 + k D_i r_j + k \alpha_i - k \gamma_i)^2 \geq 0$ 时，满足双重个体理性约束条件。

证明完毕。

命题 3.1 给出了个体愿意购买保险并在新机制下受益的条件，即个体满足双重个体理性约束条件。命题 3.1 表明，在健康管理中，个体需要与

健康系统协调以获得个体理性，这种需求与一般的个体理性不同。

个体的最优解存在性：由于个体的目标函数为关于 e_{ij} 的一元二次函数，该函数必有最优解。

个体的激励相容原理：在现实生活中，如果个体使用虚假信息（$\theta'_i \neq \theta_i$），那么反映出来的患病概率一般要小于真实的患病概率。因此，使用虚假信息的个体会选择较低的固定价格和较大的成本共担系数。根据式（3.1），如果个体使用真实信息，他们通常会选择方案 j，否则他们会选择方案 $l(l \neq j)$。此时，根据实际易得到 $P_j > P_l, r_j < r_l$。此处用 $\Delta_1 = P_j - P_l$，$\Delta_2 = r_l - r_j$ 和 $\Delta_3 = e^*_{il} - e^*_{ij}$ 分别表示固定价格差、成本共担系数差和预防努力差。

命题 3.2（**激励相容原理**） 对任意 $\forall \theta'_i$，如果固定价格差 Δ_1、成本共担系数差 Δ_2 和预防努力差 Δ_3 满足 $-\Delta_1 + \frac{1}{2} B_i \Delta_3 (\Delta_3 + 2e^*_{ij}) + \omega_i (D_i r_j + \alpha_i - \gamma_i - \beta_j e^*_{ij})(-1 + k\beta_j e^*_{ij}) - \omega_i [D_i (r_j + \Delta_2) + \alpha_i - \gamma_i - \beta_l (\Delta_3 + e^*_{ij})][-1 + k\beta_l (\Delta_3 + e^*_{ij})] > 0$，则对任意 $l \neq j$，存在 $u_i(x^*_{ij}, e^*_{ij}) > u_i(x^*_{il}, e^*_{il})$。

证明：当个体使用真实信息时，其最大效用为

$$u_i(x^*_{ij}, e^*_{ij}) = h - \frac{1}{2} B_i (e^*_{ij})^2 - P_j + (-1 + k e^*_{ij} \beta_j)(D_i r_j + \alpha_i - e^*_{ij} \beta_j - \gamma_i) \omega_i$$

当个体使用虚假信息时，其效用为

$$u_i(x^*_{il}, e^*_{il}) = h - \frac{1}{2} B_i (e^*_{il})^2 - P_l + (-1 + k e^*_{il} \beta_l)(D_i r_l + \alpha_i - e^*_{il} \beta_l - \gamma_i) \omega_i$$

需要指出的是，无论个体使用真实信息还是虚假信息，其真实患病概率不变，为 ω_i。令 $\Delta_1 = P_j - P_l, \Delta_2 = r_l - r_j, \Delta_3 = e^*_{il} - e^*_{ij}$，得

$$u_i(x^*_{ij}, e^*_{ij}) - u_i(x^*_{il}, e^*_{il}) = -\Delta_1 + \frac{1}{2} B_i \Delta_3 (\Delta_3 + 2e^*_{ij}) + \omega_i (D_i r_j + \alpha_i - \gamma_i - \beta_j e^*_{ij})(-1 + k\beta_j e^*_{ij}) - \omega_i [D_i r_l + \alpha_i - \gamma_i - \beta_l (\Delta_3 + e^*_{ij})][-1 + k\beta_l (\Delta_3 + e^*_{ij})]$$

因此，当 $-\Delta_1 + \dfrac{1}{2} B_i \Delta_3 (\Delta_3 + 2 e_{ij}^*) + \omega_i (D_i r_j + \alpha_i - \gamma_i - \beta_j e_{ij}^*)(-1 + k \beta_j e_{ij}^*) - \omega_i [D_i r_l + \alpha_i - \gamma_i - \beta_l (\Delta_3 + e_{ij}^*)][-1 + k \beta_l (\Delta_3 + e_{ij}^*)] > 0$ 时，有 $u_i (x_{ij}^*, e_{ij}^*, \theta_i' = \theta_i) > u_i (x_{il}^*, e_{il}^*, \theta_i' \neq \theta_i)$。

证明完毕。

命题 3.2 表明，在上述约束条件下，无论其他个体如何报告其私人信息，个体只有使用真实私人信息进行决策才能获得最大效用，即个体遵守占优策略激励相容原理（Narahari，2014）。

在得到双重个体理性和占优策略激励相容原理的约束条件后，给出个体的最优预防策略。将式（3.1）作为目标函数，以命题 3.1 对 e_{ij} 的约束为约束条件，得到个体效用的非线性规划。

$$\max u_i (x_{ij}, e_{ij})$$

$$\text{s. t.} \; \underline{e} \leqslant e_{ij} \leqslant \bar{e} \tag{3.5}$$

$$0 \leqslant e_{ij} \leqslant \frac{2 \beta_j (1 + k D_i r_j + \alpha_i - \gamma_i) \omega_i}{B_i + 2 \beta_j^2 \omega_i} \tag{3.6}$$

$$0 \leqslant e_{ij} \leqslant 1 \tag{3.7}$$

$$\sum_{j=1}^n x_{ij} \leqslant 1 \tag{3.8}$$

$$x_{ij} \varepsilon \{0,1\} \tag{3.9}$$

上述模型以患者效用最大化为目标，患者将决策是否使用真实私人信息，以及决定预防努力的程度。约束包括双重个体理性、激励相容原理以及预防努力的相关约束。双重个体理性是指在新机制中，患者选择参与并付出相应的预防努力后，与原有机制相比可获得更大的效用。激励相容原理是指在新机制中，患者使用真实信息进行决策后，与原有机制相比可获得更大的效用。

通过对上述模型的求解，给出定理 3.1。

定理 3.1　当个体 i 选择方案 j 时，该个体的最优预防努力为

$$e_{ij} (r_j) = \frac{\beta_j [1 + k (D_i r_j + \alpha_i - \gamma_i)] \omega_i}{B_i + 2 k \beta_j^2 \omega_i} \tag{3.10}$$

定理 3.1 表明，个体的最优预防努力与成本共担系数 r_j 有关。成本共担系数 r_j 的增大将提高个体的最优预防努力，个体的单位预防成本 B_i 的增加则会降低个体的最优预防努力。

接下来，给出健康系统的约束条件与求解。

健康系统虽然无法获得单个个体的患病概率，却可以通过历史数据获得所有个体的患病概率分布。该数据可由历史治疗数据与历史参保人数获得。健康系统将个体分为 n 类，对应 n 种方案。首先，重新对个体进行编号。假设对个体编号时相同类别的相邻个体 $i = i_1, \cdots, i_j, \cdots, i_n (i_1 = 1, i_n = m)$，则有 $\int_{i_{j-1}+1}^{i_j} \rho(\theta) \mathrm{d}\theta = \varphi_j$，每类个体的人数为 $m \int_{i_{j-1}+1}^{i_j} \rho(\theta) \mathrm{d}\theta = m \varphi_j$。

然后，给出个体汇报的预防努力，即

$$e_{ij}(\theta_i, r_j) = \frac{2\beta_j(1 + k D_i r_j + \alpha_i - \gamma_i)\rho(\theta_i)}{B_i + 2\beta_j^2 \rho(\theta_i)} \tag{3.11}$$

要使健康系统愿意参与本章所提的机制，需要保证其效用大于零，即 $U_j > 0$。命题 3.3 给出了该约束。

命题 3.3（个体理性） 如果固定价格 P_j 和成本共担系数 r_j 满足条件

$$P_j - C_j - D_i(1 - r_j)\left[1 - \frac{2k\beta_j^2(1 + k D_i r_j + \alpha_i - \gamma_i)\varphi_j}{B_i + 2\beta_j^2 \varphi_j}\right] > 0，则健康系统$$

的效用满足 $U_j > 0$。

证明：该效用为

$$U_j = \left[P_j - C_j - D_i(1 - r_j)(1 - k\beta_j e_{ij})\right]\varphi_j m$$

将 $e_{ij}(\theta_i, r_j) = \dfrac{2\beta_j(1 + k D_i r_j + \alpha_i - \gamma_i)\rho(\theta_i)}{B_i + 2\beta_j^2 \rho(\theta_i)}$ 代入得

$$P_j - C_j - D_j(1 - r_j)\left[1 - \frac{2k\beta_j^2(1 + kD_i r_j + \alpha_i - \gamma_i)\varphi_j}{B_i + 2\beta_j^2 \varphi_j}\right]\varphi_j m$$

因此，当 $P_j - C_j - D_i(1 - r_j)\left[1 - \dfrac{2k\beta_j^2(1 + k D_i r_j + \alpha_i - \gamma_i)\varphi_j}{B_i + 2\beta_j^2 \varphi_j}\right] > 0$ 时，$U_j > 0$。

证明完毕。

命题 3.3 给出了使健康系统愿意选择所给机制的定价策略（P_j，r_j）的范围限制。根据命题 3.3，选择方案 j 的个体平均患病概率 φ_j 是影响健康系统选择的关键因素，φ_j 的增加使方案 j 的定价空间更大。

根据上述所给约束，提出所有选择方案 j 的个体带给健康系统的效用为

$$\max U_j(P_j, r_j) = \{P_j - C_j - D_i(1 - r_j) \cdot$$

$$[1 - \frac{2k\varphi_j\beta_j^2(1 + kD_ir_j + \alpha_i - \gamma_i)}{B_i + 2\beta_j^2\varphi_j}]\}\ \varphi_j m \tag{3.12}$$

$$\text{s. t.} \quad \frac{P_j + \omega_i r_i D_i}{\varphi_j} \leqslant \frac{P}{\omega_i} \tag{3.13}$$

$$P_j - C_j - D_i(1 - r_j)[1 - \frac{2k\varphi_j\beta_j^2(1 + kD_ir_j + \alpha_i - \gamma_i)}{B_i + 2\beta_j^2\varphi_j}] > 0$$

$$\tag{3.14}$$

$$(2B_i + 4k\beta_j^2\omega_i)[h - P_j - (D_ir_j + \alpha_i - \gamma_i)\omega_i] +$$

$$(\beta_j\omega_i)^2[1 + k(D_ir_j + \alpha_i - \gamma_i)] \geqslant 0 \tag{3.15}$$

命题 3.4（最优解存在性） 健康系统的效用模型是一个凸规划，存在最优解。

证明： 在上述模型中，目标函数为

$$\max U_j = m\varphi_j\{P_j - C_j - D_i(1 - r_j)[1 - k\beta_j\frac{2\beta_j(1 + kD_ir_j + \alpha_i - \gamma_i)\varphi_j}{B_i + 2\beta_j^2\varphi_j}]\}$$

非线性约束为

$$h - P_j - D_ir_j\omega_i - (\alpha_i - \gamma_i)\omega_i + \frac{(\beta_j\omega_i)^2[1 + k(D_ir_j + \alpha_i - \gamma_i)]^2}{2(B_i + 2k\beta_j^2\omega_i)} \geqslant 0$$

$$m\varphi_j\{P_j - C_j - D_i(1 - r_j)[1 - k\beta_j\frac{2\beta_j(1 + kD_ir_j + \alpha_i - \gamma_i)\varphi_j}{B_i + 2\beta_j^2\varphi_j}]\} \geqslant 0$$

于是，上述问题被转化为带有非线性约束的多元非线性规划问题的最优解存在性问题。此问题可以通过判断上述函数是否为凸规划进行证明，

即证明最大目标函数是凹函数，非线性约束是凸约束。

目标函数的海森矩阵为

$$H_1 = \begin{bmatrix} 0 & 0 \\ 0 & -\dfrac{4\,k^2 m\,D_i^2\,\beta_j^2\,\varphi_j^2}{B_i + 2\,\beta_j^2\,\varphi_j} \end{bmatrix}$$

可得 $H_1 = 0 \times (-\dfrac{4\,k^2 m\,D_i^2\,\beta_j^2\,\varphi_j^2}{B_i + 2\,\beta_j^2\,\varphi_j}) \leqslant 0$ ，半负定。

非线性约束的海森矩阵为

$$H_2 = \begin{bmatrix} 0 & 0 \\ 0 & -\dfrac{4\,k^2 m\,D_i^2\,\beta_j^2\,\varphi_j^2}{B_i + 2\,\beta_j^2\,\varphi_j} \end{bmatrix}$$

$$H_3 = \begin{bmatrix} 0 & 0 \\ 0 & \dfrac{k^2\,D_i^2\,\beta_j^2\,\omega_i^2}{B_i + 2k\,\beta_j^2\,\omega_i} \end{bmatrix}$$

可得 $H_2 = 0 \times (-\dfrac{4\,k^2 m\,D_i^2\,\beta_j^2\,\varphi_j^2}{B_i + 2\,\beta_j^2\,\varphi_j}) \geqslant 0$ ，$H_3 = 0 \times \dfrac{k^2\,D_i^2\,\beta_j^2\,\omega_i^2}{B_i + 2k\,\beta_j^2\,\omega_i} \geqslant 0$ ，H_2 和 H_3 均为半正定。

因此，上述非线性规划为凸规划，存在最优解。

证明完毕。

命题 3.5（激励相容原理） 对任意 θ'_i，如果固定价格差 Δ_1、成本共担系数差 Δ_2 和预防努力差 Δ_3 满足以下约束：$C_l - C_j + D_i(1 - r_j)(-1 + k e_{ij}^* \beta_j) + \Delta_1 + D_i(-1 + r_j + \Delta_2)(-1 + k e_{ij}^* \beta_l + k \beta_l \Delta_3) > 0$，则对任意不同两个方案 $l \neq j$，$E(U_j(P_j, r_j) \mid \theta'_i) > E(U_l(P_l, r_l) \mid \theta'_i)$。

证明： 假设当个体 i 使用虚假信息汇报时，其选择的方案 l 给健康系统带来的预期效用为 $E(U_l(P_l, r_l) \mid \theta'_i)$。因为 $\rho(\theta'_i) < \omega_i$，所以 $P_l^* < P_j^*$，$r_l^* > r_j^*$。

此处研究个体对健康系统的影响，因此，个体的患病概率为 ω_i。

$$E(U_j(P_j, r_j) \mid \theta'_i) - E(U_l(P_l, r_l) \mid \theta'_i) =$$

$$C_l - C_j + D_i(1 - r_j)(-1 + k e_{ij}^* \beta_j) + \Delta_1 +$$

$$D_i(-1 + r_j + \Delta_2)(-1 + k e_{ij}^* \beta_l + k \beta_l \Delta_3) \geqslant 0$$

要使 $E(U_j(P_j, r_j) \mid \theta'_i) > E(U_l(P_l, r_l) \mid \theta'_i)$，则需满足

$$C_l - C_j + D_i(1 - r_j)(-1 + k e_{ij}^* \beta_j) + \Delta_1 + D_i(-1 + r_j + \Delta_2)$$

$$(-1 + k e_{ij}^* \beta_l + k \beta_l \Delta_3) \geqslant 0 \text{。}$$

证明完毕。

命题 3.5 表明，健康系统符合贝叶斯激励相容原理。即相较于使用虚假信息，当所有个体使用其真实私人信息时，健康系统的效用更大。命题 3.5 给出了健康系统效用最大化的条件，这也是设置机制的另一个目标。

通过对健康效用模型构建拉格朗日函数并用 KKT 条件求解，得到健康系统模型的最优解。将这些最优解代入定理 3.1，可得所有主体的最优解，见定理 3.2。

定理 3.2 健康系统的最优定价策略为

$$r_j^* = \frac{B_i(1 - \omega_i) + A_1}{4 k^2 D_i \beta_j^2 \varphi_j} \tag{3.16}$$

$$P_j^* = \frac{m \varphi_j}{\sum_{i=1}^{m} \omega_i} P - \frac{B_i \omega_i(1 - \omega_i) + A_1}{4 k^2 \beta_j^2 \varphi_j} \tag{3.17}$$

个体的最优预防努力为

$$e_{ij}^* = \frac{B_i[1 + (-1 + \mu_p)\omega_i] + A_1 + 2\beta_j^2 \varphi_j(2k + \mu_p \omega_i)}{2k \beta_j(B_i + 2\beta_j^2 \varphi_j)} \tag{3.18}$$

其中，$A_1 = 2\beta_j^2 \omega_i \varphi_j[1 + k(-1 + k D_i - \alpha_i + \gamma_i) - \omega_i]$。

在定理 3.2 中，给出了健康系统的最优定价策略（P_j^*, r_j^*）和个体的最优预防努力 e_{ij}^*。定理 3.2 中的表达式可以帮助我们更好地分析影响个体和健康系统决策的因素。

3.3.3 结果分析

本部分首先分析了影响最优策略的因素，其次给出了影响异质性个体的价格差相关分析。

将 $\gamma_i = \mu_2 D_i$、$\beta_j = \mu_1 C_j$ 代入 r_j^*、P_j^* 和 e_{ij}^* 后，进行灵敏度分析，得到命题 3.6。

命题 3.6 通过对 r_j^* 关于 φ_j 和 D_i 求偏导，得到：

（i）$\dfrac{\partial r_j^*}{\partial \varphi_j} < 0$；

（ii）若 $\dfrac{B_i(-1+\omega_i)}{C_j^2 \mu_1^2 \varphi_j} + 2(-1+k+k\alpha_i+\omega_i) > 0$，则 $\dfrac{\partial r_j^*}{\partial D_i} > 0$。

命题 3.6（i）表示最优成本共担系数 r_j^* 随着方案 j 中设定的平均患病概率 φ_j 的增加而减少。为更详细地解释这个命题，举例如下：假设我们有两个方案即方案 A 和方案 B，方案 A 的平均患病概率是 φ_A，方案 B 的平均患病概率是 φ_B。根据命题 3.6（i），如果 $\varphi_A < \varphi_B$，那么 $r_A^* > r_B^*$。这意味着当方案 A 的平均患病概率较低时，最优成本共担系数则较大；相反，当方案 B 的平均患病概率较高时，最优成本共担系数则较小。该命题背后的逻辑是，当平均患病概率较高时，个体或组织需要承担的风险成本更高，因此，最优成本共担系数会相应减小，以反映此种更高的风险成本。相反，当平均患病概率较低时，个体或组织需要承担的风险成本较低，因此，最优成本共担系数会相应增大，以反映此种较低的风险成本。

命题 3.6（ii）表示当个体的患病风险 ω_i 满足 $\dfrac{B_i(-1+\omega_i)}{C_j^2 \mu_1^2 \varphi_j} + 2(-1+k+k\alpha_i+\omega_i) > 0$ 时，治疗费用的增加将导致最优成本共担系数增大。该命题反映了在医疗保险等领域，治疗费用的增加会对成本分担安排产生影响。当治疗费用增加时，为保证保险计划的可持续性和公平性，可能需要调整最优成本共担系数，使高风险个体和低风险个体之间的费用分担更加合理。需要注意的是，这个命题的成立需要满足一定的前提条件，即个体的患病风险需要满足特定的不等式条件。在实际应用中，需要对这些条件仔细地进行评估和分析，以确保命题的适用性和有效性。

下面举例说明上述结论的应用场景。

假设在一个医疗保险计划中有两种类型的个体，一种是高风险个体，另一种是低风险个体。高风险个体因为自身患病风险较高，需要支付更高的保险费用；低风险个体则因为患病风险较低，可支付较低的保险费用。

在这个医疗保险计划中，最优成本共担系数被用来确定高风险个体和低风险个体之间的费用分担比例。如果治疗费用增加，那么为保持保险计划的可持续性和公平性，最优成本共担系数也需要进行调整。

具体来说，如果治疗费用增加，那么高风险个体需要支付的保险费用也会相应增加。为保证总体成本的最小化，最优成本共担系数可能会被调整，使高风险个体和低风险个体之间的费用分担更加合理。这样，医疗保险计划就可以在保持可持续性的同时，满足高风险个体的需求。

因此，这个结论在医疗保险领域的可应用场景十分广泛。在实际应用中，需要根据具体情况对最优成本共担系数进行调整，以确保保险计划的公平性和可持续性。

命题 3.7　通过对 P_j^* 关于个体患病概率 ω_i 和平均患病概率 $\overline{\omega}_i$ 求偏导，得到：

(i) $\dfrac{\partial^2 P_j^*}{\partial \omega_i^2} > 0$ ；

(ii) $\dfrac{\partial P_j^*}{\partial \overline{\omega}_i} < 0$ 。

命题 3.7（i）表示当个体的患病概率增加时，固定价格先减少后增加。由此得到一个有趣的反直觉结论：方案 j 的固定价格并不随着这类个体患病概率的增加而增加，而是随个体患病概率的增加先减少再增加。这个结论可以通过分析健康系统中的成本共担系数和预防效用之间的关系来解释。当个体的患病概率不高时，成本共担系数是健康系统提高预防效用的一个重要工具。这意味着在个体患病概率较低的情况下，通过调整成本共担系数，健康系统可以激励个体采取更多的预防措施，从而提高预防效用。因此，固定价格可能会降低以鼓励更多的个体参与预防。这个反直觉的结论表明，在健康系统中，固定价格并不是简单地随着个体患病概率的增加而增加。相反，它受到成本共担系数和预防效用之间关系的影响。当个体患病概率较低时，成本共担系数是提高预防效用的关键工具；然而，当个体的患病概率较高时，准备更多的治疗费用可帮助健康系统更有效地应对风险。这意味着在个体患病概率较高的情况下，健康系统需要准备更多的资源以满足治疗需求。因此，固定价格可能会增加以覆盖更多的治疗费用。由于固定价格和成本共担系数需要满足约束条件 $P_j + \omega_i \, r_j \, D_i \leqslant \dfrac{m\varphi_j}{\sum\limits_{i=1}^{m}\omega_i}P$，当疾病的患病概率较高时，应谨慎增加固定价格。因此，命题 3.7（i）提供了一个深入理解健康系统中成本共担系数和预防效用之间复杂关系的视角。这对于制定有效的健康政策和管理策略具有重要指导意义。

命题 3.7（ii）表明，固定价格随个体平均患病概率的增加而减少。即当疾病的平均患病概率增加时，需要更大的成本共担系数激励个体付出预防努力。这个结论进一步拓展了命题 3.7（i）的发现，具体解释了当疾病的平均患病概率增加时，固定价格下降的原因。

疾病的平均患病概率增加，意味着更大的风险和更高的治疗需求。为应对这种增大的风险，健康系统需要采取更多的措施激励个体付出预防努力。成本共担系数是一种重要的工具，在健康系统中用于分摊个体和组织之间的预防与治疗成本。当疾病的平均患病概率增加时，为保证预防效用的最大化，健康系统需要降低固定价格。这是因为降低固定价格可以刺激个体更积极地参与预防措施，从而降低患病风险和治疗成本。通过降低固定价格，健康系统可以鼓励更多个体采取预防行动，从而降低整体的治疗成本和风险。此外，命题 3.7（ii）还暗示了当疾病的平均患病概率增加时，个体的预防努力将变得更加重要。由于疾病的平均患病概率增加，个体需要采取更多预防措施以降低自身患病的风险。

命题 3.7（ii）提供了对健康系统中成本共担系数和预防效用之间复杂关系的深入理解。它强调了当疾病的平均患病概率增加时，降低固定价格对于激励个体的预防努力和降低治疗成本的重要性。

命题 3.8 通过对 e_{ij}^* 关于 φ_j 和 D_i 求偏导，得到：

（i）$\dfrac{\partial e_{ij}^*}{\partial \varphi_j} < 0$ ；

（ii）若 $k + (1 - 2k)\mu_2 > 0$ ，则 $\dfrac{\partial e_{ij}^*}{\partial D_i} > 0$ 。

命题 3.8（i）表示选择方案 j 的个体 i 的平均患病风险增加会导致个体最优预防努力减少。命题 3.8（ii）表明，如果 k 和 μ_2 之间的关系满足上述条件，则最优预防努力随治疗费用的增加而增加。这意味着当治疗费用增加时，为保证总体成本的最小化，个体可能会增加其预防努力。这个结论可以通过分析个体在面对高额治疗费用时的决策行为进行解释。当治疗费用增加时，个体可能会意识到预防措施的重要性，因为预防措施可以降低未来的治疗成本和风险。因此，个体可能会增加其预防努力，如增加疫苗接种的频率或采取更严格的健康饮食计划。通过增加预防努力，个体可以降低患病风险并减少未来的治疗成本。综上所述，命题 3.8（i）和命题 3.8（ii）为我们提供了对健康系统中预防和治疗之间复杂关系的深入理解，揭示了个体在面对不同风险和治疗费用时如何调整其预防努力的决策行为。这些命题对于制定有效的健康政策及个体化预防和治疗策略，具有重要指导意义。

接下来分析能够指导个体选择合适方案的因素差异。这些差异包括固定价格差 Δ_1、成本共担系数差 Δ_2、预防努力差 Δ_3。本部分将给出算例，以研究哪些变化可以影响个体的方案选择。影响个体进行方案选择的依据是其效用。因此，影响个体使用其真实信息或虚假信息选择不同方案的因素是其效用差：$\Delta u = u_i(x_{ij}^*, e_{ij}^*, \theta_i' = \theta_i) - u_i(x_{il}^*, e_{il}^*, \theta_i' \neq \theta_i)$ ，所以需要研究使 $\Delta u > 0$ 的条件。

假设 $h = 90, \alpha_i = 50, \gamma_i = 40, B_i = 1, D_i = 20, \omega_i = 0.15, k = 0.1, C_j = 6, \beta_j = 10, \varphi_j = 0.2, C_l = 5, \beta_l = 8.3351, \mu_1 = 1.6667, \mu_2 = 2, P = 50,$ $\dfrac{\sum_{i=1}^{m} \omega_i}{m} = 0.25$。分析固定价格差 Δ_1、成本共担系数差 Δ_2、预防努力差 Δ_3

和个体效用差 Δu 之间的关系，为获取相关差异此处使用控制变量法。首先，设 $\Delta_1 = 1$，$\Delta_2 \in [0,1]$，$\Delta_3 \in [0,1]$，并分析 Δ_2 和 Δ_3 的变化对 Δu 的影响。其次，设 $\Delta_2 = 0.01$，$\Delta_1 \in [0,90]$，$\Delta_3 \in [0,1]$，分析 Δ_1 和 Δ_3 在 Δu 上的变化。最后，设 $\Delta_3 = 0.1$，$\Delta_1 \in [0,90]$，$\Delta_2 \in [0,1]$，并分析 Δ_1 和 Δ_2 在 Δu 上的变化。差值在 Δu 上的相关变化见图 3.1 ~ 图 3.3。

图 3.1 显示，当 Δ_2 较小时，Δu 随 Δ_3 的增大而增大，而当 Δ_2 变大时，Δu 随 Δ_3 的增大而减小。

解释：当成本共担系数之差较小时，个体效用差随预防努力差的增大而增大，这是因为个体效用主要受到预防努力的影响。当预防努力增加时，个体效用也会相应增加。由于成本共担系数差较小，个体效用增加的速度可能会更快，因此个体效用差随预防努力差的增大而增大。

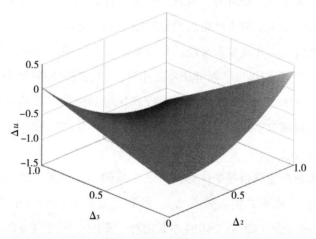

图 3.1　成本共担系数差与预防努力差对个体效用差的影响

然而，当成本共担系数差变大时，个体效用差随预防努力差的增大而减小。这是因为当成本共担系数差变大时，个体效用受到成本共担系数的影响更大。当预防努力增加时，虽然个体效用会增加，但成本共担系数的增大可能会抵消一部分个体效用的增加。因此，个体效用差随预防努力差的增大而减小。

上述结论表明，在制定健康政策及个体化预防和治疗策略时，需要考

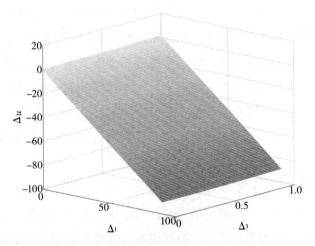

图 3.2　固定价格差与预防努力差对个体效用差的影响

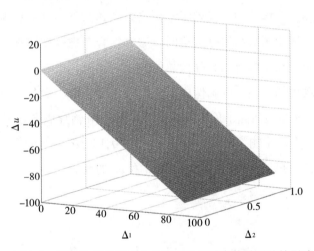

图 3.3　固定价格差与成本共担系数差对个体效用差的影响

虑成本共担系数对个体效用的影响。当成本共担系数差较小时，预防努力是提高个体效用的关键；当成本共担系数差变大时，则需要综合考虑预防努力和成本共担系数的影响，以制定更有效的健康政策及个体化预防和治疗策略。

图 3.2 显示，Δu 随 Δ_1 的增大而减小，随 Δ_3 的增大而略有增大。

解释：个体效用差随固定价格差的增大而减小，这是因为固定价格是影响个体效用的一个重要因素。当固定价格增加时，个体效用可能会减少，因为需要支付更多的费用以获得相同的预防和治疗服务。

然而，当预防努力差增大时，个体效用差略有增大。这是因为预防努力是提高个体效用的另一个关键因素。当个体增加预防努力时，其可能会更有效地预防疾病，减少治疗成本和风险，从而提高个体效用。

图 3.3 显示，Δ_2 的增加缓慢地降低了 Δ_1 对 Δu 的消极影响速度。

解释：图 3.3 显示了成本共担系数差对个体效用差的影响。随着成本共担系数差的增大，固定价格差对个体效用差的消极影响速度逐渐降低。这意味着，当成本共担系数差增大时，固定价格差对个体效用差的消极影响会逐渐减弱。这可能是因为，随着成本共担系数的增大，个体和组织之间的成本分担更加合理，从而降低了固定价格差对个体效用差的影响。

综上所述，个体效用差受到固定价格差和预防努力差的影响。在制定健康政策及个体化预防和治疗策略时，需要综合考虑这些因素，以制定更有效的方案来提高个体效用和降低总体成本。同时，也需要关注成本共担系数对个体效用的影响，以确保成本分担的合理性和公平性。

同样地，本章也研究了预防成本效用系数 μ_1 和治疗成本效用系数 μ_2 对健康系统效用 U 的影响。设图 3.4（a）$\mu_1 \in [0,1]$，$\mu_2 \in [0,1]$，并分析 μ_1 和 μ_2 对 U 的影响变化；图 3.4（b）将 μ_1 和 μ_2 的数值范围扩大至 $[0, 10]$，并分析它们对 U 的影响。

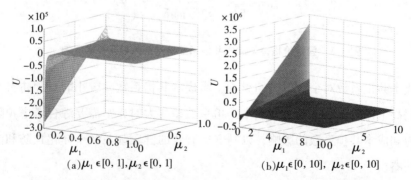

（a）$\mu_1 \in [0, 1]$，$\mu_2 \in [0, 1]$ （b）$\mu_1 \in [0, 10]$，$\mu_2 \in [0, 10]$

图 3.4　预防成本效用系数和治疗成本效用系数对健康系统效用的影响

图 3.4（a）显示，当 $\mu_1 < 0.1$ 时，U 随 μ_2 急剧增加；当 μ_1 较大时，μ_2 的变化对 U 的影响不再明显。

解释：图 3.4（a）表明，当 μ_1 较小时，U 随 μ_2 不断增长。该结论与现实相符。这意味着当 μ_1 较小时，μ_2 的增加对 U 的影响非常显著。这是因为当 μ_1 较小时，预防措施的成本效益较低，所以 μ_2 的增加对 U 产生的影响更大。而当 μ_1 较大时，μ_2 的变化对 U 的影响不再明显。这意味着当 μ_1 较大时，μ_2 的变化对 U 的影响相对较小。这是因为当 μ_1 较大时，预防措施的成本效益较高，所以 μ_2 的变化对 U 的影响相对较小。

上述结论表明，在制定健康政策及个体化预防和治疗策略时，需要考虑 μ_1 和 μ_2 对 U 的影响。当 μ_1 较小时，可能需要更加注重 μ_2 的优化，以提高 U；而当 μ_1 较大时，可能需要更加注重预防措施的推广和应用，以降低治疗成本和提高 U。同时，也需要关注不同健康状况和风险水平下成本共担系数的变化，以确保成本分担的合理性和公平性。

图 3.4 显示，当 μ_1 增加到一定水平时，U 将保持稳定。

解释：上述情况意味着当 μ_1 增加到一定程度时，U 不再随着 μ_1 的增加而增加。这可能是因为当 μ_1 增加到一定程度时，预防措施的成本效益已经达到饱和状态，所以继续增加 μ_1 对 U 的影响不再明显。

这个结论表明，在制定健康政策及个体化预防和治疗策略时，需要考虑 μ_1 对 U 的影响。当 μ_1 增加到一定程度时，可能需要更加注重预防措施的优化和创新，以进一步提高 U。同时，也需要关注不同健康状况和风险水平下成本共担系数的变化，以确保成本分担的合理性和公平性。

因此，在制定健康政策及个体化预防和治疗策略时，需要综合考虑各种因素对健康系统效用的影响，以制定更有效的方案，提高个体效用和降低总体成本。

3.4 本章小结

本章研究了个体在健康保险交易中隐藏其真实信息导致的健康服务低效性问题。在健康保险交易中，个体可能会因为各种原因选择隐藏自己的真实信息，如为获得更高的保险赔偿或为避免高额的保险费用。这种隐藏信息的行为可能会导致健康服务的不匹配和低效性，使真正需要预防和治疗的个体无法获得充分的健康保障，也使健康系统为高风险个体承担了更多风险。

本章在分析了目前主流的健康管理运营模式后，建立了一个新的保险策略组合以解决上述问题。通过对当前健康管理运营模式的深入分析，本章发现单一的保险方案往往无法满足不同个体的需求。因此，本章提出了一个全新的保险策略组合，该模型可以根据个体的不同风险等级和需求，提供多种保险方案的选择。

本章通过保险方案的价格组合以及方案间的价格差异有效区分并引导了不同风险个体通过使用真实信息进行决策，并获取最大效用，进而达到提高预防服务效率的目标。这个模型的核心思想是通过价格组合和价格差异区分并引导不同风险的个体。通过合理的定价策略，我们可以激励个体提供真实的信息，并根据其真实信息选择合适的保险方案。如此一来，个体既可以获得最大效用，也可以提高预防服务的效率。

此外，本章还得到了一系列有趣的结论。

首先，本章分别证明了个体满足占优策略激励相容原理，而健康系统则满足贝叶斯激励相容原理。这意味着本章提出的模型不仅符合个体的理性选择，也确保了整个健康系统的稳定性和公平性。

基于上述证明，本章得出结论：通过合理的机制设计，我们可以确保各方（包括个体、保险公司、医疗机构等）的利益一致，从而促使各方真诚合作。

其次，本章在分析了健康系统的最优策略后得出结论：方案的固定价格并不总是随个体患病风险的增加而增加，而是先减少后增加。这为健康系统的定价策略提供了新的视角和方法，确保定价既能激励个体选择合适的保险方案，又能确保系统的稳定性和可持续性。

该结论为健康系统的定价策略提供了理论依据，使定价策略更加科学、合理。

最后，为提高本章给出的机制的效率，本章研究了方案之间的差异，以区分不同的个体。其结论可描述为：个体的选择不仅与价格有关，也与预防努力有关。这意味着在制定保险方案时，除需要考虑价格因素外，还需要考虑预防努力的因素。不同的个体可能有不同的预防需求和偏好，因此需要提供多样化的保险方案以满足其需求。

综上所述，本章通过深入研究和分析个体在健康保险交易中的行为和需求，提出了一种新的多保险方案策略组合模型。该模型旨在解决个体隐藏真实信息导致的健康服务低效性问题，并通过合理的机制设计确保各方的利益一致和真诚合作。同时，本章还得出一系列有趣的结论，为健康系统的定价策略和个体选择提供了重要的理论支持。

基于上述研究，本章对健康系统提出一些管理学建议，具体如下。

第一，价格制定建议。在制定健康保险方案的价格时，需要同时考虑个体和健康系统的个体理性。这意味着，价格的制定应该能够激励个体提供真实的信息，并且根据个体的真实信息选择合适的保险方案。同时，为了满足激励相容原理，方案间的固定价格差和成本共担系数差的设置应该合理，以使个体和健康系统都能获得最大收益。

第二，对不同个体盈利点的建议。由于方案的固定价格会随着个体患病概率的增加先下降再上升，对于旨在指导低风险个体的方案，可以增大费用分担系数以加强其预防努力；对于旨在指导高风险个体的方案，可以提高固定价格以为治疗做准备。这样可以更好地满足不同个体的需求，并提高他们的满意度。

第三，对预防费用的建议。研究结果表明，治疗费用的增加不一定使个体最优预防努力增加。因此，健康系统不应盲目提高治疗费用来提高个体的预防努力。同时，健康系统还应该关注治疗成本 – 效用因子和预防对疾病风险的联合效应因子。这些因子是影响预防努力的关键因素，因此需要根据个体的情况进行合理的调整和管理。

综上所述，通过对健康保险的研究和分析，本章为健康系统提供了更加翔实和规范的管理学建议。这些建议包括价格制定、不同个体盈利点以及预防费用的管理等方面，旨在提高健康服务的效率和质量。

第四章　常见慢性病的预防激励机制设计

4.1　引言

随着人口老龄化以及人们生活条件日益改善，慢性病已成为我国居民生命和健康的最大威胁（王英荣等，2016）。根据《中国居民营养与慢性病状况报告（2020 年）》，2019 年我国因慢性病导致的死亡人数占总死亡人数的 88.5%。该数据表明，慢性病对我国居民的生命健康构成了严重威胁。《全国第六次卫生服务统计调查专题报告》显示，重大慢性病占我国疾病经济负担已超 90%，而合理的健康管理可有效降低医疗费用（余玉刚等，2021）。该数据强调了慢性病对我国医疗资源的巨大压力，同时，凸显了预防干预在慢性病管理中的重要性。由于慢性病难以根治，预防干预已成为慢性病管理的重要手段（王文，2015）。通过有效的预防干预措施，可以降低慢性病的发病率和复发率，从而减少医疗费用的支出和提高居民的生活质量。因此，政府和医疗机构应加强对慢性病的预防干预，提高居民的健康意识和自我保健能力，以应对慢性病对我国居民生命和健康的威胁。

目前，随着分级诊疗等医疗改革措施的推进，慢性病预防的任务逐渐下沉至基层医疗卫生机构。基层医疗卫生机构在慢性病管理中发挥着越来越重要的作用。

为提高慢性病预防的效率并降低治疗成本，基层医疗卫生机构采取了一系列措施，如为慢性病患者提供个性化预防建议、定期回访等。为支持基层医疗卫生机构更好地开展慢性病预防工作，政府出台了"慢病养护健康包"计划。该计划旨在通过向基层医疗卫生机构提供资金支持，按参与人数拨款，激励基层医疗卫生机构加强慢性病预防工作。这一政策的实施，不仅为基层医疗卫生机构开展慢性病预防工作提供了资金支持，也为慢性病患者提供了更加全面和专业的预防服务。此外，在政府、基层医疗卫生机构和卫生健康委的共同努力下，该计划与普通居民/新农合医疗保险共同为慢性病预防和治疗提供资金支持，构建了多层次的资金保障体系，为慢性病患者提供了全方位的资金支持和服务保障。

然而，通过深入调研笔者发现，目前针对基层医疗卫生机构制定的机制存在一些弊端，影响了慢性病预防工作的有效开展。具体表现在以下几个方面。

首先，由于专款专用，政府通过"慢病养护健康包"对基层医疗卫生机构的预防拨款，即使有剩余资金也无法挪作他用。基层医疗卫生机构缺乏足够的激励督促慢性病患者进行预防。即使预防效果不佳，导致患者的疾病恶化需要治疗，治疗费用也仍由患者和医保机构承担，与基层医疗卫生机构无直接关联。这导致基层医疗卫生机构开展预防工作的积极性不足，预防效果的好坏对其运营无实质影响。

其次，调研发现，许多患者对慢性病预防不够重视，甚至出现了为应付回访而隐瞒病情或提供虚假信息的情况。这不仅影响了基层医疗卫生机构的预防工作效果，也给患者的健康带来了潜在风险。

要想激励基层医疗卫生机构和慢性病患者共同参与预防工作，需要深入研究并制定相应的策略。可以通过优化预防拨款机制，确保基层医疗卫生机构在慢性病预防方面得到足够的激励。例如，可以设立奖励机制，对预防工作成效显著的基层医疗卫生机构给予荣誉表彰或额外的资金支持。

党的二十大报告强调了"推进健康中国建设"和"促进优质医疗资源扩容和区域均衡布局，坚持预防为主，加强重大慢性病健康管理"的重要性。这为我们指明了未来努力的方向，即构建中国特色优质高效的医疗卫生服务体系，注重预防为主，加强慢性病健康管理。

2023 年 3 月，中共中央办公厅、国务院办公厅联合印发的《关于进一步完善医疗卫生服务体系的意见》进一步细化了政策方向。该意见旨在推动医疗卫生服务体系的完善，以满足人民群众日益增长的医疗卫生服务需求。其中，强调了防治结合、城乡均衡、中西医并重等多方面的原则，为建设优质高效的医疗卫生服务体系提供了指导性意见。

综合来看，针对基层医疗卫生机构和慢性病患者的激励问题，需要从政策层面入手，结合实际调研结果，制定针对性的政策和措施。具体包括优化预防拨款机制、加强患者教育、建立监督评估机制等方面。通过政策与实际工作的有效结合，可以更好地激励基层医疗卫生机构和慢性病患者共同开展预防工作，为实现推进健康中国建设的目标作出积极贡献。

4.2 常见慢性病介绍与特征分析

慢性病的全称是"慢性非传染性疾病"。慢性病不是针对某一种疾病而言的，而是某一类初始阶段观测难度大、患病过程长且病情迁延不愈、缺乏确切的传染性生物病因证据、病因复杂且有些尚未得到确认的疾病的总称（赵文华等，2020）。慢性病表现为非传染性，由长期积累形成疾病的形态损害。常见的慢性病主要包括心脑血管疾病、癌症、糖尿病、慢性呼吸系统疾病，其中，心脑血管疾病包括高血压、脑卒中和冠心病（赵文华等，2020）。

世界卫生组织调查显示，慢性病发病原因的60%取决于个人的生活方式，同时与遗传、医疗条件、社会条件和气候等因素有关。其中，个人的生活方式包括吸烟、饮酒等不良生活习惯，食用高盐、高脂食物等不良饮食习惯，以及缺乏锻炼导致身体活动不足等。这些因素与慢性病的发生和发展有着密切关联。因此，关注并采取健康的生活方式和饮食习惯，对于预防和控制慢性病具有重要意义。

如4.1节所述，慢性病已成为我国居民生命健康的主要威胁。更令人担忧的是，花费在慢性病上的资金比例已经高达70%，这给我国的医疗体系带来了巨大压力。慢性病产生的医疗费用及增速已经超出了政府和人民的承受能力，因此，迫切需要针对慢性病管理的相关机制进行合理有效的设计（王文，2015）。

慢性病的总体表现为"三高三低"，即发病率、病死率、致残率高，知晓率、治疗率、控制率低（李立明，2011），这也是慢性病产生重大危害的原因之一。因此，如何降低慢性病发病率和由此产生的医疗负担，是慢性病管理的主要目标（Scheier and Carver，2009）。

目前，我国主要采取的是以社区为基础的"社区—患者—医院"一体化慢性病管理模式。这种管理模式为慢性病患者提供系统化服务，主要由基层医疗卫生机构（社区）提供预防服务，如日常随访、健康建议及监管等，并通过电子档案进行记录和管理（王荣英等，2016）。该模式旨在改善慢性病患者的不良生活习惯，同时希望通过提高其对慢性病的了解降低患病概率。然而，在实际操作中，这种管理模式也面临一些挑战和问题。

首先，患者的预防行为难以被有效监测。由于缺乏有效的监测手段，患者的隐瞒和谎报行为往往难以被甄别，这给预防工作带来了困难。

其次，基层医疗卫生机构在监管患者预防方面可能缺乏足够的动力。由于预防工作往往需要投入大量的人力、物力和财力，而基层医疗卫生机构的资源有限，可能会存在对预防工作监管不到位的情况。

基于上述挑战和问题，本章给出了针对慢性病预防的补贴机制设计。

4.3 针对慢性病预防的补贴机制设计

4.3.1 问题描述

本部分将在 4.1 节介绍的预防补贴机制的基础上，提出改进机制以提高预防效用，并考虑从政府角度出发提出新的补贴激励机制。

在新机制中，政府将其决策细化为分别对基层医疗卫生机构和慢性病患者进行补贴。其中，对基层医疗卫生机构的补贴为人均补贴 x，对慢性病患者的预防补贴分为过程激励 y_1 和结果激励 y_2。政府的目标为，用最少的支出实现慢性病患者的健康效用最大化。假设政府细化后的总补贴额不大于原有补贴额 nx_0，其中，n 为参与患者人数。政府可以获得患者预防努力前后相关指标的变化信息，该信息可以反映预防效用 $f(\theta_i)$，其中，θ_i 表

示慢性病患者 $i(i=1,2,\cdots,n)$ 的真实预防努力。由于慢性病患者的预防努力不一定会产生预防效用，本节把预防努力奖励分成两个部分：$y_1\theta_i'$ 为对预防行为的奖励，其中，θ_i' 为慢性病患者报告的预防努力，既可能是真实的，也可能是虚假的；$y_2[1-r(\theta_i)]f(\theta_i)$ 为对预防效用的奖励，其中，$r(\theta_i)$ 表示预防努力后的患病概率。此时，可能会出现慢性病患者为骗取预防行为奖励而汇报其虚假预防努力的情形。政府希望用尽可能少的人均补贴 x 实现预防目标。若政府对患者的过程激励 y_1 过多，则容易使患者谎报预防努力；若 y_1 过少，则容易使患者失去预防的动力。对于结果激励 y_2 而言，也应考虑政府总支出，不可无限制地增加。

对于基层医疗卫生机构而言，改进后的新机制可以允许其自主使用补贴 nx。同时，其需要承担部分医保方的责任，具体包括两个方面的内容：确定患者的成本共担系数以及承担部分治疗费用。确定成本共担系数可以帮助基层医疗卫生机构更好地激励患者，承担部分治疗费用可以激励基层医疗卫生机构更加努力地监督患者进行预防。基层医疗卫生机构需要决定所给补贴中用于预防和治疗费用的比例 μ，以及需要治疗时患者自己支付的成本共担系数 α。基层医疗卫生机构希望通过预防和治疗等服务保证为慢性病患者提供服务后，结余的费用最大。基层医疗卫生机构将 μnx 用于慢性病患者的预防，假设用于预防的资金全部用完。如果慢性病患者需要进一步治疗，则治疗的费用由患者个人、基层医疗卫生机构和医保机构共同分担。本章只考虑基层医疗卫生机构和患者两方的治疗费用。基层医疗卫生机构将 $(1-\mu)nx$ 用于治疗，结余部分归其所有。如果 μ 过大，就会导致为治疗预留的资金不足，而使基层医疗卫生机构亏损；如果 μ 过小，就会导致预防效用降低，使得更多患者需要治疗，从而减少基层医疗卫生机构的结余。

由于无法获得慢性病患者的实际预防努力，基层医疗卫生机构无法判定慢性病患者的预防效用，这给其关于预防与治疗分配比例的决策带来困难。为解决慢性病患者虚报预防努力和基层医疗卫生机构无法获得患者实际预防努力的问题，本节将设计一种基于患者汇报预防努力的成本共担激励策略。具体来说，是将患者的成本共担比例定义为成本共担系数 α 与未患病概率 $1 - r(\theta_i)$ 的乘积，即 $\alpha[1 - r(\theta'_i)]$。基层医疗卫生机构认为，如果慢性病患者预防努力较大，则其患病概率较小，因此为其设置了较大的成本共担比例。即基层医疗卫生机构会根据患者汇报的预防努力程度，调整他们需要承担的费用比例。若患者虚报预防努力，则将面对患病后成本增加的事实。这一措施从原理上阻止了慢性病患者谎报预防努力以换取预防行为奖励。α 过大会导致慢性病患者承担过多治疗费用从而降低总效用，α 过小则会给基层医疗卫生机构造成较大的资金压力。

假设基层医疗卫生机构为慢性病患者 i 服务的预防成本为 P_i，治疗成本为 t_i，治疗可以使慢性病患者恢复正常状态。基层医疗卫生机构掌握着慢性病患者的初始健康状况 h_i、预防努力后的患病概率 $r(\theta_i)$、预防成本与预防努力的关系 $g(\theta_i)$、治疗成本与治疗效用的关系 $l(t_i)$。

慢性病患者会根据奖励－惩罚规则报告自身的预防努力 θ'_i，以及决定是否报告自身的真实预防努力（$\theta'_i = \theta_i$ 表示慢性病患者报告真实预防努力，$\theta'_i \neq \theta_i$ 表示慢性病患者报告虚假预防努力），以实现自身效用的最大化。患者真实的预防努力 θ_i 为其私人信息，其他主体无法直接获得。患者的奖励来自其因预防获得的政府奖励 $y_1 \theta'_i + y_2[1 - r(\theta_i)]f(\theta_i)$，包括预防行为奖励 $y_1 \theta'_i$，以及预防效用奖励 $y_2[1 - r(\theta_i)]f(\theta_i)$。患者的惩罚则为预防失败后，基层医疗卫生机构提供治疗服务时需要患者自己支付的费用 $\alpha[1 - r(\theta_i)]t_i$。若患者预防努力过大则会造成总成本增加，从而降低总效用；若患者预防努力过小则会增加惩罚概率（患病后需要付出更多的治疗成本）。

政府、基层医疗卫生机构和慢性病患者间的机制设计－博弈顺序分为以下四步，如图 4.1 所示。

第一步，设置补贴与奖励。

·政府给予基层医疗卫生机构人均补贴 x，用于支持其慢性病预防和治疗工作。

·政府为慢性病患者分别设定过程激励 y_1 和结果激励 y_2。

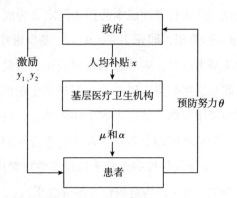

图 4.1　常见慢性病预防激励机制中主体间的关系

如果慢性病患者在行为上坚持预防，则给予其预防行为奖励 $y_1 \theta'_i$。需要注意的是，此时患者可能谎报预防努力以换取更多奖励。

如果慢性病患者在周期内的预防效用达到预期（如相关指标恢复正常），则表明其在此周期内的预防效果较好，给予相应的预防效用奖励 $y_2[1 - r(\theta_i)]f(\theta_i)$。

第二步，预防与治疗准备。

·基层医疗卫生机构决定用于预防和治疗的费用比例 μ。

·基层医疗卫生机构决定患者在治疗时需要分摊的成本共担系数 α。

同时，根据差异性慢性病患者的初始健康情况 h_i，基层医疗卫生机构将为其提供不同的预防服务，成本为 P_i。

第三步，预防努力。

·慢性病患者根据奖励规则汇报预防努力。

需要指出的是，患者可能会选择如实汇报自身的预防努力或者虚报预防努力以换取更多的打卡奖励，但同时将面临患病后更高的成本风险。即患者可能会基于自身利益选择适当的预防策略，以最大化奖励和降低患病风险。

第四步，奖励与惩罚。

·若慢性病患者在周期末健康状况良好，则获得两种预防奖励（行为＋效用）。

·若慢性病患者需要治疗服务，则需支付治疗费用 $\alpha[1 - r(\theta_i)]\,t_i$，可将其视为患者未能进行有效预防的惩罚。

剩余治疗费用由基层医疗卫生机构和医保机构按照比例 v 承担。同时，基层医疗卫生机构提供治疗服务。

通过上述预防激励机制设计，政府、基层医疗卫生机构和慢性病患者之间形成了一种博弈关系。这种博弈关系旨在激励慢性病患者积极参与预防工作的同时，确保基层医疗卫生机构能够提供有效的预防和治疗服务。

下面给出本章假设。

假设 1：完全理性。

在建立此模型时，首先假设所有主体（政府、基层医疗卫生机构和慢性病患者）都是完全理性的。这意味着他们都会根据获得的信息和知识，以效用最大化为目标做出决策。理性假设常见于经济学，有助于简化分析并使我们能更清晰地理解各方的行为动机和策略。

假设 2：慢性病患者完全掌握其私人信息。

慢性病患者对其私人信息（特别是自身的预防努力程度）的完全掌握，意味着患者在预防过程中对自己的行为、习惯和努力程度有清晰的认识，没有信息不对称或误解。这一假设有助于更好地理解慢性病患者的决策过程，以及他们如何根据掌握的信息调整自己的预防策略。

上述两个假设为本章提供了一个基准框架，使我们能够更深入地探讨慢性病管理中的博弈关系和激励机制。

4.3.2　模型构建

本部分首先给出各主体的效用，其次结合实际给出关键函数的具体表达式。各主体的效用如下。

慢性病患者 i 的效用为

$$\Pi_i(\theta_i) = h_i + f(\theta_i) + r(\theta_i)l(t_i) + \sigma_i\{y_1\,\theta'_i + \\ y_2[1 - r(\theta_i)]f(\theta_i) - g(\theta_i) - \alpha[1 - r(\theta_i)]\,t_i\} \tag{4.1}$$

慢性病患者的效用由健康效用和奖励 – 成本效用组成。健康效用包括初始健康情况 h_i、预防效用 $f(\theta_i)$、治疗效用 $r(\theta_i)l(t_i)$ 等，奖励 – 成本效用涉及价格敏感系数 σ_i、预防行为奖励 $y_1\theta'_i$、预防效用奖励 $y_2[1 - r(\theta_i)]f(\theta_i)$、预防成本与预防努力的关系 $g(\theta_i)$，以及治疗中需要患者自付的费用 $\alpha[1 - r(\theta_i)]t_i$ 等。预防效用奖励只有在患者不需要治疗的情形下才能获得，因此，由结果激励 y_2、未患病概率 $1 - r(\theta_i)$ 和预防效用 $f(\theta_i)$ 组成。慢性病患者的决策变量为预防努力 $\theta_i(0 < \theta_i \leqslant 1)$。在慢性病患者的效用中，只有在涉及预防行为奖励 $y_1\theta'_i$ 时，才需要决策是否报告虚假信息以获得更大效用。

慢性病患者的效用函数需要满足个体理性：

$$\Pi_i(\theta_i) \geqslant \Pi_i(0)$$

即对慢性病患者而言，政府设计的新机制不仅需要使慢性病患者付出预防努力时获得的效用不小于其不付出预防努力时获得的效用，还要满足激励相容原理：

$$\Pi_i(\theta_i) \geqslant \Pi_i(\theta'_i \neq \theta_i)$$

即当慢性病患者使用真实预防努力进行决策时获得的效用不小于其使用虚假预防努力时获得的效用。

综上所述，得到患者的效用函数为

$$\Pi_i(\theta_i) = h_i + f(\theta_i) + r(\theta_i)l(t_i) + \sigma_i\{y_1\theta'_i + y_2[1 - r(\theta_i)]f(\theta_i) - g(\theta_i) - \alpha[1 - r(\theta_i)]t_i\}$$

$$\Pi_i(\theta_i) \geqslant \Pi_i(0)$$

$$\Pi_i(\theta_i) \geqslant \Pi_i(\theta'_i \neq \theta_i)$$

基层医疗卫生机构的效用函数为

$$\Pi_{ch}(\mu,\alpha) = (1 - \mu)nx - \nu\sum_{i=1}^{n}\{1 - \alpha[1 - r(\theta'_i)]\}t_i \qquad (4.2)$$

基层医疗卫生机构的效用为政府补贴中预计用于治疗的费用与实际用于治疗的费用之差。nx 为政府按照人数发放的补贴总金额，$1 - \mu$ 为方案用于治疗的比例。根据设计的机制，患者的治疗费用分别由患者个人、基层医疗卫生机构和医保机构分担。ν 表示上述治疗费用中基层医疗卫生机构和医保机构需要承担的比例。$\{1 - \alpha[1 - r(\theta'_i)]\}t_i$ 表示对于需要治疗的慢性

病患者 i，基层医疗卫生机构和医保机构需要支付的治疗费用。需要指出的是，上述治疗费用是由慢性病患者报告的预防努力决定的。慢性病患者报告的预防努力越高，基层医疗卫生机构承担的治疗费用比例就越低。这条规则从原理上保证了慢性病患者使用其真实预防努力进行决策。基层医疗卫生机构的效用函数还需要满足个体理性：

$$\Pi_{ch}(\mu, \alpha) \geqslant 0$$

即对基层医疗卫生机构而言，设计的机制要使其效用不小于零。

综上所述，得到基层医疗卫生机构的效用函数为

$$\Pi_{ch}(\mu, \alpha) = (1 - \mu)nx - \nu \sum_{i=1}^{n} \left\{ 1 - \alpha \left[1 - r(\theta'_i) \right] \right\} t_i$$

$$\Pi_{ch}(\mu, \alpha) \geqslant 0$$

政府的效用函数为

$$\Pi_g(x, y_1, y_2) = \sum_{i=1}^{n} \left[h_i + f(\theta_i) + r(\theta_i)l(t_i) \right] -$$

$$\sigma \left\{ nx + y_1 \sum_{i=1}^{n} \theta_i + y_2 \sum_{i=1}^{n} \left[1 - r(\theta_i) \right] f(\theta_i) \right\} \tag{4.3}$$

政府的效用由全体慢性病患者的健康效用 $\sum_{i=1}^{n} \left[h_i + f(\theta_i) + r(\theta_i) \right.$ $\left. l(t_i) \right]$，以及政府的补贴效用 $\sigma \left\{ nx + y_1 \sum_{i=1}^{n} \theta_i + y_2 \sum_{i=1}^{n} \left[1 - r(\theta_i) \right] f(\theta_i) \right\}$ 组成。σ 为政府的价格效用系数。同样地，政府需要满足激励相容原理：

$$\Pi_g(x, y_1, y_2 \mid \theta_i) \geqslant \Pi_g(x, y_1, y_2 \mid \theta'_i)$$

即当患者报告真实预防努力时政府的效用比患者报告虚假预防努力时大。

综上所述，得到政府的效用函数为

$$\Pi_g(x, y_1, y_2) = \sum_{i=1}^{n} \left[h_i + f(\theta_i) + r(\theta_i)l(t_i) \right] -$$

$$\sigma \left\{ nx + y_1 \sum_{i=1}^{n} \theta_i + y_2 \sum_{i=1}^{n} \left[1 - r(\theta_i) \right] f(\theta_i) \right\}$$

$$\Pi_g(x, y_1, y_2 \mid \theta_i) \geqslant \Pi_g(x, y_1, y_2 \mid \theta'_i)$$

接下来给出关键关系函数的确定思路。

在上面各主体的效用函数中，需要进一步确定以下关系函数：

  a. 预防努力与患病概率的关系函数；

  b. 预防成本与预防努力的关系函数；

  c. 治疗成本与治疗效用的关系函数；

  d. 预防努力与预防效用的关系函数。

  目前，这类关系函数的获取通常借鉴其他文献进行假设，其合理性以及与所研究问题的情境是否契合值得进一步讨论。为此，本章采用对调研数据进行回归的方法拟合这些关系函数，并验证拟合优度（R^2）和显著性（F 值），最终选择具有较好适用性的函数关系。

  对于预防努力与患病概率的关系，参考 Scheier 和 Carver（2009）的研究，假设函数关系为 $r(\theta_i) = r_0(1 - \theta_i)$。通过对调研数据的回归，分别得到了预防成本与预防努力、治疗成本与治疗效用、预防努力与预防效用的关系函数。通过计算线性、二次、三次、指数、幂回归等不同形式拟合函数对应的 R^2 和 F 值，最终确定的函数形式如表 4.1 所示。具体的回归结果将在后文的实例分析中给出。

表 4.1　关系函数的确定

关系	解析表达式
预防努力与患病概率	$r(\theta_i) = r_0(1 - \theta_i)$
预防成本与预防努力	$g(\theta_i) = a_1 \theta_i^2 + b_1 \theta_i + c_1$
治疗成本与治疗效用	$l(t_i) = a_2 t_i + b_2$
预防努力与预防效用	$f(\theta_i) = a_3 \theta_i + b_3$

资料来源：笔者总结。

  由表 4.1 得到关键因素间的关系，具体如下：预防努力与患病概率呈负相关关系，预防努力越大，患病概率越小；预防成本随着预防努力的增加而先增大后减小，变化曲线呈二次图像；治疗成本与治疗效用呈正相关关系，治疗成本越大，治疗效用越大；预防努力与预防效用呈正相关关系，预防努力越大，预防效用越大。

4.3.3　模型求解与分析

  本章描述的是由政府—基层医疗卫生机构—慢性病患者依次决策的序

贯博弈模型，因此采用逆序推导法进行求解。将上述关系函数的解析表达式代入效用函数和相应的约束后，可以得出以下结论。

引理 4.1（慢性病患者个体理性约束）　对任意给定的 i，当 θ_i 满足条件 $-b_2 r_0 - a_2 r_0 t_i - b_1 \sigma_i - \alpha r_0 t_i \sigma_i + y_1 \sigma_i + b_3 r_0 y_2 \sigma_i - a_1 \theta_i \sigma_i + a_3 \{1 + y_2[1 + r_0(-1 + \theta_i)]\sigma_i\} > 0$ 时，慢性病患者 i 的效用满足 $\Pi_i(\theta_i) \geqslant \Pi_i(0)$。

证明： 把 4.3.2 节中的解析表达式代入 $\Pi_i(\theta_i) - \Pi_i(0)$，得到 $\{h_i + a_3 \theta_i + b_3 + r_0(1 - \theta_i)(a_2 t_i + b_2) + \sigma_i\{y_1 \theta_i + y_2[1 - r_0(1 - \theta_i)](a_3 \theta_i + b_3) - (a_1 \theta_i^2 + b_1 \theta_i + c_1) - \alpha[1 - r_0(1 - \theta_i)]t_i\}\} - \{h_i + b_3 + r_0(a_2 t_i + b_2) + \sigma_i[y_2(1 - r_0)b_3 - c_1 - \alpha(1 - r_0)t_i]\}$。化简后，得到 $\theta_i\{-b_2 r_0 - a_2 r_0 t_i - b_1 \sigma_i - \alpha r_0 t_i \sigma_i + y_1 \sigma_i + b_3 r_0 y_2 \sigma_i - a_1 \theta_i \sigma_i + a_3 \{1 + y_2[1 + r_0(-1 + \theta_i)]\sigma_i\}\}$。因为 $\theta_i \geqslant 0$，所以当 $-b_2 r_0 - a_2 r_0 t_i - b_1 \sigma_i - \alpha r_0 t_i \sigma_i + y_1 \sigma_i + b_3 r_0 y_2 \sigma_i - a_1 \theta_i \sigma_i + a_3 \{1 + y_2[1 + r_0(-1 + \theta_i)]\sigma_i\} \geqslant 0$ 时，$\Pi_i(\theta_i) \geqslant \Pi_i(0)$。

引理 4.1 表明，当患者效用满足上述不等式时，患者使用真实信息进行预防获得的效用大于或等于不进行预防努力的效用。此时，患者愿意加入本章所提机制。上述机制表明，患者的预防努力取值范围与结果激励 y_2 呈正相关关系。

引理 4.2（慢性病患者激励相容约束）　对任意给定的 i，当 y_1 满足条件 $\alpha r_0 t_i \geqslant y_1$ 时，慢性病患者 i 的效用 $\Pi_i(\theta_i) \geqslant \Pi_i(\theta'_i \neq \theta_i)$。

证明： 把 4.3.2 节中的解析表达式代入 $\Pi_i(\theta_i) \geqslant \Pi_i(\theta'_i \neq \theta_i)$，得到 $y_1(\theta_i - \theta'_i) - \alpha[r(\theta'_i) - r(\theta_i)]t_i \geqslant 0$。

因为谎报者一定会虚报自己的预防努力，所以有 $\theta'_i > \theta_i$、$r(\theta'_i) < r(\theta_i)$，则 $\theta_i - \theta'_i < 0$、$r(\theta'_i) - r(\theta_i) < 0$，因此 $\alpha[r(\theta_i) - r(\theta'_i)]t_i - y_1(\theta'_i - \theta_i) \geqslant 0$，化简后得到 $\alpha r_0 t_i \geqslant y_1$。

引理 4.2 表明，当对患者的过程激励 y_1 小于等于与治疗成本相关的约束时，患者使用真实预防努力获得的效用将不小于使用虚假预防努力获得的效用。此时，患者在本章设计的新机制下报告其真实预防努力。

综上所述，慢性病患者的决策为以下一元二次非线性规划：

$$\max \Pi_i(\theta_i) = h_i + a_3\theta_i + b_3 + r_0(1-\theta_i)(a_2 t_i + b_2) +$$
$$\sigma_i\{y_1\theta_i + y_2[1 - r_0(1 - \theta_i)](a_3\theta_i + b_3) -$$
$$(a_1\theta_i^2 + b_1\theta_i + c_1) - \alpha[1 - r_0(1 - \theta_i)]t_i\} \qquad (4.4)$$

$$\text{s. t. } 1 \geqslant \theta_i \geqslant 0 \qquad (4.5)$$

$$-(b_2 + a_2 t_i)r_0 - (b_1 + \alpha r_0 t_i - y_1 - b_3 r_0 y_2 + a_1\theta_i)\sigma_i +$$
$$a_3\{1 + y_2[1 + r_0(-1 + \theta_i)]\sigma_i\} \geqslant 0 \qquad (4.6)$$

通过构建拉格朗日方程并使用 KKT 条件求解，得到定理 4.1。

定理 4.1 在政府给定对慢性病患者的过程激励 y_1、结果激励 y_2 和基层医疗卫生机构给定患者成本共担系数 α 的情况下，慢性病患者的最优预防努力为

$$\theta_i = \frac{(y_1 - \alpha r_0 t_i + b_3 r_0 y_2 - b_1)\sigma_i + a_3[1 + (1 - r_0)y_2\sigma_i] - r_0(b_2 + a_2 t_i)}{(a_1 - a_3 r_0 y_2)\sigma_i}$$

$$(4.7)$$

定理 4.1 给出了慢性病患者的真实预防努力 θ_i 与过程激励 y_1、结果激励 y_2 和基层医疗卫生机构给定患者成本共担系数 α 的关系。θ_i 与 y_1 呈正相关关系。

引理 4.3（基层医疗卫生机构的个体理性约束） 当满足条件 $(1 - \mu)nx - \nu\sum_{i=1}^{n}\{1 - \alpha[1 - r(\theta_i)]\}t_i \geqslant 0$ 时，基层医疗卫生机构的效用 $\Pi_{ch}(\mu, \alpha) \geqslant 0$。

引理 4.3 表明，患者报告虚假信息会使自身效用受损，所以患者会选择报告真实私人信息。

综上所述，基层医疗卫生机构的决策为以下二元一次非线性规划：

$$\max \Pi_{ch}(\mu, \alpha) = (1 - \mu)nx - \nu\sum_{i=1}^{n}\{1 - \alpha[1 - r(\theta_i)]\}t_i \qquad (4.8)$$

$$\text{s. t. } 1 \geqslant \mu \geqslant \frac{\sum_{i=1}^{n}P_i}{nx} \qquad (4.9)$$

$$(1 - \mu)nx - (1 - \alpha)\left[(1 - r_0)\nu\sum_{i=1}^{n}t_i + r_0\sum_{i=1}^{n}\theta_i t_i\right] \geqslant 0 \qquad (4.10)$$

通过求解，得到定理4.2。

定理 4.2 在政府给定对基层医疗卫生机构的人均补贴 x 的情况下，基层医疗卫生机构的最优策略为

$$\mu = \frac{\sum_{i=1}^{n} P_i}{nx} \tag{4.11}$$

$$\alpha = \frac{-nx + \sum_{i=1}^{n} P_i + \nu \sum_{i=1}^{n} t_i}{\nu \left[(1 + r_0) \sum_{i=1}^{n} t_i - r_0 \sum_{i=1}^{n} t_i \theta_i^0 \right]} \tag{4.12}$$

由定理 4.2 可知，基层医疗卫生机构用于预防的最优策略与政府的人均补贴 x 有关；患者的成本共担系数 α 不但与人均补贴 x 有关，还与患者预防努力有关，但基层医疗卫生机构无法获取慢性病患者的预防努力。此时，基层医疗卫生机构作为先决策的一方，虽然无法获取慢性病患者将要采取何种预防努力策略，但是可以根据慢性病患者的相关检测指标获得上一阶段慢性病患者的预防努力 θ_i^0。

政府的决策模型为

$$\max \Pi_g(x, y_1, y_2) = \sum_{i=1}^{n} \left[h_i + a_3 \theta_i + b_3 + r_0 (1 - \theta_i)(a_2 t_i + b_2) \right] -$$

$$\sigma \left\{ nx + y_1 \sum_{i=1}^{n} \theta_i + y_2 \sum_{i=1}^{n} \left[1 - r_0 (1 - \theta_i) \right] (a_3 \theta_i + b_3) \right\} \tag{4.13}$$

$$\text{s. t. } y_1 > 0 \tag{4.14}$$

$$y_2 > 0 \tag{4.15}$$

$$\frac{-nx + \sum_{i=1}^{n} P_i + \nu \sum_{i=1}^{n} t_i}{\nu \left[(1 + r_0) \sum_{i=1}^{n} t_i - r_0 \sum_{i=1}^{n} t_i \theta_i^0 \right]} r_0 t_i \geqslant y_1 \tag{4.16}$$

为证明本章设计的机制比原有机制有效，需要证明当使用相同资金时，本章设计的机制带来的健康效用更大。因此，假设所用资金相同，则有

$$nx + y_1 \sum_{i=1}^{n} \theta_i + y_2 \sum_{i=1}^{n} \left[1 - r_0 (1 - \theta_i) \right] (a_3 \theta_i + b_3) = nx_0$$

引理 4.4（政府的激励相容约束） 当满足条件 $r_0 a_2 \sum_{i=1}^{n} t_i \geq n(a_3 - r_0 b_2)$ 时，政府的效用 $\Pi_g(x, y_1, y_2 \mid \theta_i) \geq \Pi_g(x, y_1, y_2 \mid \theta'_i)$。

证明： 将式（4.13）代入 $\Pi_g(x, y_1, y_2 \mid \theta_i) - \Pi_g(x, y_1, y_2 \mid \theta'_i)$。因为患者在使用虚假信息时会虚报预防努力，故 $\theta'_i \geq \theta_i$，令 $\theta'_i = \theta_i + \Delta$，代入得 $r_0 a_2 \left[\sum_{i=1}^{n} (\theta_i + \Delta) t_i - \sum_{i=1}^{n} \theta_i t_i \right] + (a_3 - r_0 b_2) \left[\sum_{i=1}^{n} \theta_i - \sum_{i=1}^{n} (\theta_i + \Delta) \right]$，最终得到 $r_0 a_2 \sum_{i=1}^{n} t_i \geq n(a_3 - r_0 b_2)$。

将定理 4.1、定理 4.2 中的 θ_i、μ 和 α 代入式（4.13）至式（4.16），得到一个关于 x、y_1 和 y_2 的多元非线性规划。

定理 4.3 当患者使用真实预防努力时，政府存在最优人均补贴 x^*、对慢性病患者的最优过程激励 y_1^* 和对慢性病患者的最优结果激励 y_2^*。

证明： 要想证明多元非线性规划存在最优解，就要证明该规划为凸规划。由于约束均为线性约束，只需证明目标函数对应的海森矩阵非正定。通过计算得到政府目标函数的海森矩阵为

$$\begin{bmatrix} 0 & 0 & \dfrac{n a_3^2 r_0^2 \sum_{i=1}^{n} t_i}{v A_3} \\[2em] 0 & 0 & \dfrac{r_0 (a_3^2 - a_3 b_2 r_0 - a_1 a_2 \sum_{i=1}^{n} t_i)}{(a_1 - a_3 r_0 y_2)^2} \\[2em] \dfrac{n a_3^2 r_0^2 \sum_{i=1}^{n} t_i}{v A_3} & \dfrac{r_0 (a_3^2 - a_3 b_2 r_0 - a_1 a_2 \sum_{i=1}^{n} t_i)}{(a_1 - a_3 r_0 y_2)^2} & \dfrac{2 a_3 r_0 \left[(b_2 r_0 + a_3) A_1 - a_2 r_0 \sum_{i=1}^{n} t_i A_2 \right]}{(a_1 - a_3 r_0 y_2)^3} \end{bmatrix}$$

其中

$$A_1 = \left[-a_3(-1 + r_0) + b_3 r_0 \right] (a_1 - a_3 r_0 y_2) +$$
$$a_3 r_0 \{ -b_1 + y_1 + a_3 y_2 - r_0 \left[(a_3 - b_3) y_2 + \right.$$

$$\frac{\sum_{i=1}^{n} t_i(-nx + \sum_{i=1}^{n} P_i + \nu \sum_{i=1}^{n} t_i)}{\nu[\sum_{i=1}^{n} t_i + r_0(-\sum_{i=1}^{n} \theta_i^0 t_i + \sum_{i=1}^{n} t_i)]}] + \frac{a_3 r_0[a_3 - r_0(b_2 + a_2 t_i)]}{\sum_{i=1}^{n} \sigma_i}\}$$

$$A_2 = a_1(-b_1 + b_3 + y_1 +$$

$$a_3 r_0 \{a_3 - r_0[b_2 + a_2 \sum_{i=1}^{n} t_i + \frac{\sum_{i=1}^{n} t_i(-nx + \sum_{i=1}^{n} P_i + \nu \sum_{i=1}^{n} t_i) \sum_{i=1}^{n} \sigma_i}{[\sum_{i=1}^{n} t_i + r_0(-\sum_{i=1}^{n} \theta_i^0 t_i + \sum_{i=1}^{n} t_i)]}]\}$$

$$\frac{}{\sum_{i=1}^{n} \sigma_i}$$

$$A_3 = (a_1 - a_3 r_0 y_2)^2(-\sum_{i=1}^{n} \theta_i^0 t_i r_0 + \sum_{i=1}^{n} t_i + r_0 \sum_{i=1}^{n} t_i)$$

通过计算可得其顺序主子式为

$$D_1 = |\ 0\ | = 0 \leqslant 0$$

$$D_2 = |\begin{matrix} 0 & 0 \\ 0 & 0 \end{matrix}| = 0 \leqslant 0$$

$$D_3 = \begin{vmatrix} 0 & 0 & \dfrac{na_3^2 r_0^2 \sum_{i=1}^{n} t_i}{\nu A_3} \\ 0 & 0 & \dfrac{r_0(a_3^2 - a_3 b_2 r_0 - a_1 a_2 \sum_{i=1}^{n} t_i)}{(a_1 - a_3 r_0 y_2)^2} \\ \dfrac{na_3^2 r_0^2 \sum_{i=1}^{n} t_i}{\nu A_3} & \dfrac{r_0(a_3^2 - a_3 b_2 r_0 - a_1 a_2 \sum_{i=1}^{n} t_i)}{(a_1 - a_3 r_0 y_2)^2} & \dfrac{2a_3 r_0[(b_2 r_0 + a_3)A_1 - a_2 r_0 \sum_{i=1}^{n} t_i A_2]}{(a_1 - a_3 r_0 y_2)^3} \end{vmatrix} = 0 \leqslant 0$$

因此，所有顺序主子式均为 0，对应的海森矩阵非正定。非线性规划为凸规划，存在最优人均补贴 x^*、对慢性病患者的最优过程激励 y_1^* 和最优结果激励 y_2^*。

在求得 x^*、y_1^* 和 y_2^* 后，分别将它们代入定理 4.1 和定理 4.2，可求得基层医疗卫生机构的最优策略 (μ^*, α^*)，以及患者的最优预防努力策略 θ_i^*。

4.4 实例分析

4.4.1 关键函数获取方法研究

笔者通过对江苏省某镇卫生院 130 位高血压患者进行调研，获得了包括个人基本信息、疾病信息、治疗成本、生活方式指导（预防）4 个维度共 13 个指标的数据。其中，个人基本信息包括文化程度与职业，文化程度按照从高到低分为 10 个等级，职业按照平均工资从高到低分为 8 个等级，职业平均工资可从侧面反映富裕程度。Aswani 等的研究（2019）表明，价格效用系数随着文化程度和富裕程度的增加而增大，因此这些信息为每位患者价格效用系数的确定提供了依据。疾病信息包括初始高压、初始低压、预防后高压、预防后低压，这些信息为预防与治疗效用的衡量提供了依据。治疗成本包括治疗费用以及原有报销比例。生活方式指导（预防）包括医生建议的运动次数（7 个等级）、摄盐量（2 个等级）、烟酒控制量（2 个等级）、遵医嘱程度（4 个等级）以及心理情况（4 个等级），这些共同组成了预防努力与相应成本的衡量标准。调研数据结构树及量化处理如图 4.2 所示。

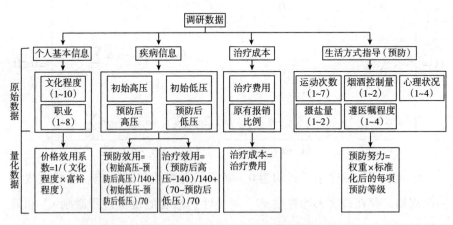

图 4.2 调研数据结构树及量化处理

依据调查获得的原始数据，通过图 4.2 所示方式量化处理后，获得了高血压患者的预防努力、预防效用、初始患病概率、预防努力成本、治疗成本以及治疗效用等数据。其中，关于预防努力的指标包括应对高血压风险时需要配合的预防事项，如摄盐量、运动次数、烟酒控制量、遵医嘱程度以及心理状况，高血压患者对这些预防事项的配合程度共同组成了预防努力。预防前后的血压变化情况表示，如果预防后血压达到正常值范围（140/70），则高血压患者不需要额外干预治疗，反之则需要额外干预治疗。高血压患者的初始患病概率由患病人数与总人数之比获得。预防努力成本由遵医嘱的用药成本与其他预防努力（如运动等）成本组成。治疗成本为治疗高血压需要的费用，治疗效用为高血压患者治疗前后的血压变化情况。对于 $r(\theta_i)$，通过计算患病人数与总人数的比例，得到初始患病概率 r_0。对于 $g(\theta_i)$ 和 $l(t_i)$，通过对不同形式回归（如线性、二次、指数、幂等）所得函数的 R^2 和 F 值进行比较，获得拟合程度最高的函数。对于 $f(\theta_i)$，首先通过多元线性回归得到每项预防的权重，其次将其综合得到预防努力与预防效用的关系。所得关系函数如表4.2所示。

表 4.2　关系函数回归结果

关系	回归函数	R^2/F 值
预防努力与患病概率	$r(\theta_i) = 0.1615(1 - \theta_i)$	—
预防成本与预防努力	$g(\theta_i) = -1.649\,\theta_i^2 + 2.818\,\theta_i + 2.663$	0.47/11.969
治疗成本与治疗效用	$l(t_i) = 0.0179\,t_i - 8.2$	1/125160.216
预防努力与预防效用	$f(\theta_i) = 0.157\,\theta_i + 0.373$	0.757/15.615

资料来源：笔者通过对江苏省某镇卫生院进行调研所得。

4.4.2　机制优劣性比较

本部分将从政府、基层医疗卫生机构和高血压患者三个层面进行比较。将表4.2中的函数代入引理4.1至引理4.4，得到高血压患者和基层医疗卫生机构满足个体理性的相关条件，且高血压患者和政府满足激励相容的约束条件。根据定理4.1至定理4.3，最优数值解为 $x^* = 110.1495$，$y_1^* = 2.2303$，$y_2^* = 0.0180$，$\mu^* = 0.6905$，$\alpha^* = 0.7076$，$\theta_i^* = \dfrac{-5.0614 + t_i(0.0122 + 0.11\,\sigma_i) + 0.5690\,\sigma_i}{\sigma_i}$。

两种机制下政府效用的比较见表4.3，慢性病患者效用的比较见表4.4。

表 4.3　两种机制下政府效用的比较

机制类型	补贴金额/元	政府效用
原有机制	26000.00	47.7214
本章所提机制	17349.71	50.1742

资料来源：笔者通过对江苏省某镇卫生院进行调研所得。

表 4.4　两种机制下慢性病患者效用的比较

项目	愿意参与人数/人	平均预防效用	患病比例
原有机制	130	0.3670	0.1615
本章所提机制	123	0.4242	0.1088
变化比例/%	5.3846	15.5858	32.6316

资料来源：笔者通过对江苏省某镇卫生院进行调研所得。

在表 4.3 中，调研得知，原有机制下政府通过"慢病养护健康包"的形式对基层医疗卫生机构按照每位慢性病患者 200 元的标准进行补贴。通过计算发现，在本章所提机制下的使用资金为 17349.71 元，小于原有机制下使用的资金 [200 × 130 = 26000.00（元）]，且此时政府效用为 50.1742，高于原有机制中的政府效用 47.7214。因此，与原有机制相比，本章所提机制不仅使得需要使用的总补贴资金较少，还可以帮助全体高血压患者获得更大的健康效用。

对于基层医疗卫生机构来说，在原有机制下，由于无法自由支配补贴，用于预防和治疗的资金不能得到合理分配，且剩余资金作为专项基金无法起到激励基层医疗卫生机构的作用。在本章所提机制下，得到基层医疗卫生机构的效用为 3983.4654 > 0。因此，基层医疗卫生机构具有选择使用本章所设计机制的意愿。

由表 4.4 可知，在本章所提机制下，参与人数有所减少，这是因为有 7 位慢性病患者的预防努力小于零，不满足本章所提机制中对慢性病患者的要求 [式（4.5）]，可以认为这些患者选择不参与。但是，在本章所提机制下，所有参与患者的平均预防效用得到大幅提升（提升 15.5858%），且其患病概率显著降低（降低 32.6316%）。

4.5　本章小结

在医疗支出逐年增加、政府和民众的经济负担越来越重的背景下，慢性病的预防逐渐受到重视。为解决这个问题，本章在已有基层医疗卫生机构慢性病预防与政府补贴机制的基础上，对其进行了深度优化和改良，并设计了一套全新的预防激励机制。这套机制旨在同时激励基层医疗卫生机构和慢性病患者积极参与预防工作。

考虑到慢性病患者预防努力的隐私性，本章深入研究了基层医疗卫生机构和政府在无法直接获取患者的预防努力信息时，如何通过一系列策略和措施（如补贴和成本共担等），引导患者主动报告其真实的预防努力情况，并进一步激励他们加强预防努力。

首先，明确了加入新机制的基本条件。对于基层医疗卫生机构来说，由于新机制给予其更大的自主权和更多的激励措施，它们将愿意加入。对于慢性病患者来说，他们会根据自身情况在权衡政府补贴与自身付出的努力之后，再决定是否加入新机制。

其次，在所有主体都愿意加入本章所提机制的前提下，通过计算获得政府、基层医疗卫生机构和慢性病患者三方的最优策略。

进一步对比了新、旧两种机制中各参与主体的不同效用，并由此获得了新机制的优越性以及使用条件。

与传统的预防机制相比，新机制在多个方面表现出了显著优势。

首先，对于政府来说，新机制不仅可以节省总体的补贴费用，还能有效提升总体健康效用。在传统的预防机制中，政府通常会提供固定数额的补贴给基层医疗卫生机构，但这种补贴方式不能有效激励基层医疗卫生机构加强预防工作。而在新机制中，政府通过与基层医疗卫生机构共同承担成本，可以更好地引导机构加强预防工作，从而提升整体健康效用。

其次，对于基层医疗卫生机构来说，新机制也使其效用得到显著提升。在传统的预防机制中，基层医疗卫生机构往往缺乏足够的激励开展预防工作。而在新机制中，基层医疗卫生机构获得了更大的自主权，并且可以通过提供优质的预防服务获得更多的政府补贴。此外，由于新机制中政府与基层医疗卫生机构共同承担成本，基层医疗卫生机构可以减轻财务压力，从而更好地开展预防工作。

最后，对于慢性病患者来说，新机制同样优势显著。虽然有少部分患者因为被要求做出更多预防努力而选择退出，但整体上参与新机制的患者的平均预防效用得到了显著提升。这主要是因为新机制通过补贴和成本共担等策略，有效地引导患者主动报告其真实的预防努力情况，并激励他们加强预防努力。此外，参与新机制的患者其患病概率也显著降低，这意味着新机制在预防疾病方面具有显著效果。

综上所述，本章所提机制在多个方面优于传统的预防机制。通过优化政府、基层医疗卫生机构和慢性病患者之间的相互关系，该机制可以更有效地提升慢性病预防效果和降低医疗支出。这为我国慢性病防治工作提供了新的思路和方法。

本章所提机制具有以下特点。

第一，政策灵活性。该机制给予基层医疗卫生机构更大的自主权，可以根据患者的实际情况调整预防策略，提高了政策的适应性。

第二，激励相容。通过成本共担和补贴策略，该机制实现了政府、基层医疗卫生机构和慢性病患者之间的激励相容，使各方都有动力实现预防目标。

第三，提高预防效果。由于预防激励机制的存在，基层医疗卫生机构和慢性病患者会更加积极地参与预防工作，从而提高预防效果，降低患病概率。

第四，降低政府补贴成本。通过与基层医疗卫生机构共同承担成本，政府可以节省一部分补贴费用，同时能提高整体的健康效用。

第五，保护患者隐私。该机制充分考虑了患者预防努力的隐私性，通过引导使患者主动报告真实信息，与通过技术手段获取患者隐私相比，保护了患者的隐私权益。

第六，提升社会公信力。由于该机制具有公开透明的特点，各方都可以监督和评价预防效果，提高了社会公信力。

第七，促进创新。该机制鼓励基层医疗卫生机构进行预防策略的创新，从而为慢性病预防提供更多的有效手段和方法。

第八，可持续性。该机制可以有效地降低医疗支出和提高慢性病预防效果，因此具有可持续性，可以长期运行。

第五章　突发传染性疾病的预防激励机制设计

5.1　引言

近年来，突发传染性疾病逐渐演变为全球性流行病，对全球公共卫生系统构成了巨大挑战。面对这一严峻形势，健康系统需要更多医疗资源和资金以应对疫情扩散。在新冠疫情之前，政府通常采用全额补贴健康系统的方式保证其正常运转，同时对密切接触者进行隔离以控制疫情的传播。然而，随着全球性流行病的频繁发生，政府用于医疗的财政负担急剧加重。这使许多国家的政府面临巨大的经济压力，难以持续承担高昂的医疗费用。此外，疫情的长期性也严重影响了健康服务参与者的合作意愿。疫情的持续及其带来的不确定性，使健康服务供需双方都面临着巨大的风险，导致他们对于合作持谨慎态度（Liu et al.，2018）。

由于这类疾病的突发性，患者往往短时间内无法获得特效药或其他疗效好、成本低、见效快的治疗方式，只能通过高昂的医疗成本维持生命，而这需要大量珍贵的医疗资源和政府的巨大投入。由政府全额补贴健康系统进行治疗并且封锁传染途径的方法，在以往的抗疫工作中卓有成效。然而，随着突发传染性疾病的传染速度逐渐加快，传染途径难以被察觉等因素使只从政府角度封锁传染源和从医院角度全力治疗的方式显得力不从心。因此，政府希望相关医疗机构通过更加科学的预防服务提高个体的预防效用。与治疗相比，预防作为一种低成本、高效率的手段被广泛关注。越来越多的国家在应对疫情时，采取鼓励疫苗接种和佩戴口罩等以预防为主的策略。然而，很多预防策略需要健康系统提供相关预防服务（如接种疫苗），并且个体愿意配合（如戴口罩）。因此，如何增强健康系统和个体的配合意愿是一个值得研究的问题。

在非疫情时期，健康系统通常会在市场规律下自发地提供相关的疾病治疗服务且运行平稳。然而，当全球性流行病暴发时，如果没有外部干预和支援，健康系统很可能面临巨大压力，甚至出现崩溃的风险。以往的应对疫情策略（如政府全额补贴健康系统），虽然一度起到积极作用，但在新疫情的冲击下，仅凭这些策略可能无法有效应对。以世界卫生组织（WHO）对 105 个国家的调查为例，新冠疫情对全球卫生系统造成了巨大冲击，90%的国家其基本健康服务处于崩溃边缘。即使是曾经实施全额补贴策略的英国和法国，也不得不暂时取消日常门诊服务①。这表明，在面对突发传染性疾病时，传统的补贴策略可能会显得力不从心。因此，如何调整和优化补贴策略，以最少的补贴实现最大的健康效益，成为当前亟待研究的问题。

因此，站在政府的角度重新审视和调整补贴策略显得尤为重要。政府不仅需要对健康系统进行补贴，还需要考虑如何激励个体积极参与预防工作。同时，如何将补贴策略与预防策略相结合，以实现最佳的健康效益，也是值得深入探讨的问题。

面对全球性流行病的挑战，政府需要采取更加科学和创新的策略加以应对。这不仅涉及对健康系统的补贴策略调整，还需要综合考虑预防策略的实施、对个体参与的激励以及监测与评估机制的建立等多个方面。因此，如何站在政府角度调整补贴策略，通过同时补贴健康系统和个体，达到以最少的补贴换取最大健康效用的目标，是本章需要研究的问题。

---

① WHO(World Health Organization). In WHO global pulse survey, 90% of countries report disruptions to essential health services since COVID – 19 pandemic[EB/OL] . (2020 – 08 – 31)[2024 – 01 – 19]. https://www. who. int/news/item/31 – 08 – 2020 – in – who – global – pulse – survey – 90 – of – countries – report – disruptions – to – essential – health – services – since – covid – 19 – pandemic.

5.2 突发传染性疾病介绍与特征分析

为进一步了解全球性突发传染性疾病，本节回顾了自 1918 年以来发生的比较有影响力的传染病。历史上最具破坏性的全球性流行病是 1918 年的西班牙流感，据记录，这场流感导致至少 2000 万人死亡[①]。除惊人的死亡人数外，这场流感还给幸存者留下了严重的健康隐患。许多感染者在康复后仍长期遭受身体和精神上的双重折磨，包括肺部疾病、心脏疾病和神经障碍等。造成这一悲剧的主要原因，便是当时政府缺乏处理全球性流行病的经验。自此以后，全球性传染性疾病传播速率逐年递增。例如，2003 年的严重急性呼吸综合征（SARS）在短短几个月内蔓延至全球多个国家和地区。据统计，SARS 共导致 774 人死亡，对全球经济和旅游业造成重大影响。此外，2009 年 H1N1 流感的大流行也造成了严重的危害。据世界卫生组织估计，全球有约 1.5 亿人感染了 H1N1 病毒，导致约 12.3 万人死亡。H1N1 流感对孕妇、儿童、老年人和身体虚弱者来说尤其危险。在应对全球性流行病（如 SARS 和 H1N1 流感）时，政府对于此类突发传染性疾病的应对策略和医疗保险发挥了重要作用（Mackowiak，2021）。然而，随着新型全球性流行病的频繁发生（Price et al.，2021），人类将不得不在很长一段时间内与这些疾病共存。其中，新冠疫情的暴发对全球造成了前所未有的影响。据世界卫生组织数据，截至 2022 年底，全球已有超过 6.3 亿人感染新冠病毒，导致超过 658 万人死亡[②]。新冠疫情对公共卫生系统、经济和社会生活造成了巨大冲击。这些例子表明，全球性流行病对人类健康和全球经济造成了巨大危害。

为更好地理解全球性流行病的特点，笔者回顾了 2002 年后出现的几种

[①] CDC(Centers for Disease Control and Prevention). 1918 Pandemic (H1N1 virus) [EB/OL]. (2019 – 03 – 20) [2024 – 01 – 19]. https://www.cdc.gov/flu/pandemic – resources/1918 – pandemic – h1n1.html.

[②] COVID – 19 Knowlegdge & Data Hub. COVID – 19 Risk Assessment: Very High, Pandemic, 630,832,131 cases, 6,584,104 deaths, 12,885,748,541 vaccine doses [EB/OL]. (2023 – 12 – 23) [2024 – 03 – 23]. https://www.geodoi.ac.cn/covid – 19/en/index.aspx.

冠状病毒并进行比较，发现新冠病毒与 H1N1 更为相似，它们的传播隐秘性和潜伏期长的特点降低了筛查的效率。因此，此类新型全球性流行病往往很难被发现，应该更加重视预防。为应对这些挑战，专家建议采取相关的专业测试和隔离等预防措施（Wu et al.，2020）。在比较了预防和治疗冠状病毒感染的优势和劣势后，研究人员发现预防策略较治疗更高效（McAleer，2020）。由于人们对引起全球性流行病的新病毒几乎没有免疫力，很难用传统的方法治愈患者（Shaban et al.，2020）。预防作为一种有效且节约成本的方式应运而生。例如，在应对新冠病毒时，许多预防措施已被证明有效并得到世界卫生组织的认可和推广，而在成本控制方面，对其预防成本仅为治疗成本的几十分之一。在中国，数据显示，治疗一位新冠患者的平均费用为1.7 万元，而个体的基本预防费用（疫苗和口罩等）不超过 500 元①。这些数据充分证明了预防措施的重要性。在未来面对全球性流行病时，应更加重视预防，采取有效的预防措施降低病毒的传播风险。

因此，需要设计一套提高预防效用的机制，以帮助政府持续应对突发传染性疾病。

5.3 后疫情时代下针对突发传染性疾病的预防激励机制设计

5.3.1 问题描述

本章考虑的情境为全球疫情情形下的突发传染性疾病防治，其中的主体包括政府（机制设计者）、健康系统（博弈中的领导者）和个体（博弈中的跟随者）。政府作为机制设计者，需要设计一套包括奖励 – 惩罚规则的防治机制。健康系统作为博弈中的领导者，需要充分发挥其在疫情防控中的专业优势。个体作为博弈中的跟随者，需要在政府的防治机制下采取积极的预防措施。在该情形下，首先，由政府设计一个含有奖励 – 惩罚规则的机制；其

---

① 国家医保局：以人民为中心，切实保障患者医疗费用[EB/OL].（2020 – 03 – 29）[2024 – 01 – 19].http://society. people. com. cn/n1/2020/0329/c1008 – 31652667. html.

次，由健康系统和个体合作，在给定的机制下提高预防效用。

政府希望有更多个体能参与预防工作，并提高预防效用。因此，本章站在政府角度设计了一个预防激励机制，通过补贴 x、激励 y 和相关数量奖励引导健康系统与个体通过决策满足政府的期望。健康系统的目标是使其效用最大化。在该机制中，需要在收支平衡的前提下，通过定价策略（ P, r_{cs} ）提高个体的参与度。其中，P 为固定价格，r_{cs} 为成本共担系数。个体希望通过决策获得最大效用，其决策包括两个方面：①是否进行预防；②如果决定预防，准备付出多少预防努力。需要指出的是，在本章中，个体的私人信息为其预防努力，无法被健康系统和政府观测。然而，由于模型的复杂性，在目前情形下无法直接获得满足相关约束条件的模型。因此，参照 Narahari（2014），首先研究完全信息情形下的该机制；其次通过"事后纳什均衡"的概念，将其推广至非完全信息情形下。本章重点关注个体和健康系统在预防方面的互动。假设个体进行有效预防的唯一途径是与专业预防服务机构合作，即如果个体想要预防，那么其应该购买包含预防和治疗服务的健康保险。

机制设计的决策顺序分为以下两个阶段。

第一阶段，机制设计。为激励健康系统，政府首先确定补贴金额 x 以保证其收支平衡；其次给出一个奖励－惩罚规则，以吸引更多个体参与其中。为激励个体，政府则需要对愿意进行预防的个体给予激励 y。

第二阶段，机制运作。此阶段分为四个步骤。

第一步，保险定价。健康系统提供一种健康保险，其中包含预防服务和可能的治疗服务。由固定价格 P 和成本共担系数 r_{cs} 组成的定价策略也由健康系统决定。固定价格对个体和健康系统有约束力，在此种模式下，健康系统需要对个体的健康负责。

健康系统的定价策略（ P, r_{cs} ）不仅要使其在补贴下达到收支平衡，还要吸引更多个体参与，以获得政府奖励。这种运营方式可以视为一种在传统的医疗保险上增加预防服务的情形。

第二步，个体决策。在此步骤中，个体决定是否预防。如果其不愿意进行预防，则需要自己承担突发传染性疾病的风险；如果其愿意进行预防，则会获得政府激励 y。即如果个体愿意与健康系统合作应对突发传染性疾病的暴发，其应该选择预防服务，并支付 P，以获得健康服务和相应奖励。

第三步，合作与互动。健康系统在收到 P 后，会向个体提供预防服务。个体决定其自身的预防努力 e_p。如果个体被感染，那么健康系统必须提供治疗服务。同时，个体需要支付部分治疗费用，即 $r_{cs}C_t$，其中，C_t 表示治疗成本。在 $r_{cs}C_t$ 成本增加的压力下，个体将更有动力付出更多预防努力。

第四步，奖励与惩罚。如果参与人数 N 超过了规定的指标，健康系统就会从政府处获得奖励；如果参与人数 N 没有达到该指标，健康系统就会被处以巨额罚款 x（此罚款额等于政府补贴额，即若没有达到该指标，健康系统必定无法盈利）。在此策略下，健康系统将选择鼓励更多个体参与健康服务。

下面给出本章假设。

假设：在本章中，所有主体都是完全理性的，这意味着他们将以自身效用最大化为目标进行决策。在此假设下，健康系统作为参与博弈的一方，其行为将受其盈利模式的影响。

上述机制改变了健康系统的盈利模式。在原有机制中，治疗是健康系统的主要盈利点。这意味着，健康系统更倾向于关注已经患病的人，因为治疗疾病可以为其带来直接收益。然而，这种机制可能导致健康系统忽视预防工作，因为预防措施往往需要投入大量资源，而回报可能不会立即显现。在本章设计的机制中，健康系统的盈利模式发生了变化。仅仅依靠治疗疾病已经不足以支撑健康系统的运营，其需要寻找其他收入来源以达到收支平衡。在这种情况下，吸引个体参与预防成为其新的盈利点。通过激励个体采取预防措施，健康系统可以获得更多的收入。这可能是因为预防措施可以降低疾病的发病率，从而减少健康系统在治疗方面的支出。通过上述机制设计，本章成功引导健康系统达到政府期望的目标，即"更多个体参与预防"。这不仅有助于降低疾病的发病率、提高整个社会的健康水平，也为健康系统提供了新的盈利机会，实现了政府和健康系统的共赢。

此外，这种机制设计还可以促使个体更加重视预防措施。在完全理性的假设下，个体将根据自身的利益最大化原则进行决策。由于预防措施可以降低个体患病的风险，其将更有动力参与预防工作。针对突发传染性疾病的机制设计决策顺序见图5.1。

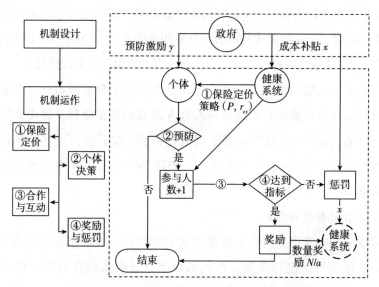

图5.1 针对突发传染性疾病的机制设计决策顺序

如果个体选择健康服务，则预期支出为 $E(P, r_{cs}) = P + r_d r_{cs} C_t$，其中，$r_d$ 表示个体的患病概率（Sun，Wang，and Steffensen，2022；Mehta et al.，2017）。个体的期望成本存在上限 P_0。此外，为确保个体的参与，健康系统在设定价格时存在价格限制，即 $P + r_d r_{cs} C_t \leq P_0$。如果 $P + r_d r_{cs} C_t > P_0$，个体就会拒绝选择该健康服务。

对于个体而言，其预防行为是非常必要的。如果个体不采取预防措施或预防措施不足，在全球性传染性疾病暴发期间，他们就会面临巨大的患病风险。然而，预防行为也需要付出一定的成本。虽然政府可能会为采取预防措施的个体提供奖励，但是过度的预防努力可能会导致个体感到疲惫，甚至降低整体效用。例如，新冠疫情时期很多人为避免感染采取了各种预防措施，如佩戴口罩、勤洗手、保持社交距离等。虽然这些措施有助于降低感染风险，但长时间佩戴口罩、对各种场合消毒和出入限制，可能会导致人们身心疲惫，甚至产生焦虑和抑郁等心理问题。

对于健康系统而言，需要权衡其成本共担系数 r_{cs} 和固定价格 P 的设定。首先，随着 r_{cs} 的增加，个体的成本压力将相应增大，这会促使个体在预防方面付出更多的努力。从理论上来讲，更多的预防努力会促成更好的预防效果，从而使个体的健康状况得到改善，降低健康系统的治疗成本。例如，健康系统通过提高个体的疫苗接种率，可降低疾病的整体发病率，从而减少治疗方面的支出。然而，r_{cs} 的增加也存在一定的风险。如果 r_{cs} 过大，则可能导致总体价格超过个体愿意支付的上限，从而影响个体的参与意愿。此外，过高的 r_{cs} 还可能使健康系统的收入不足以覆盖其运营成本，导致其无法实现收支平衡。

同时，固定价格 P 的设置也是一个关键因素。当 P 设置得过高时，个体可能会因负担不起而不愿意购买健康服务；相反，当 P 设置得过低时，即使有政府补贴，健康系统也可能无法通过销售服务覆盖其运营成本。值得注意的是，政府的补贴是有限的，因此，健康系统必须谨慎地制定价格策略，以确保在有限的资源下实现收支平衡。

对于政府而言，制定合理的补贴和奖励机制是一项颇具挑战性的任务。政府需要仔细权衡对健康系统的补贴程度，以实现既激发其运营热情，又避免自身负担过重的目标。如果政府对健康系统的补贴过多，就可能导致健康系统失去自主运营的积极性，进而过度依赖政府资金，增加政府的财政负担。这种情况在某些国家和地区已经出现，导致政府财政压力增大的同时，可能会影响健康系统长期的运营稳定性。相反，如果政府的补贴太少，就可能导致健康系统无法维持其运营，甚至面临破产的风险。在这种情况下，不仅健康系统无法继续提供服务，而且可能会引发一系列连锁反应，影响整个医疗卫生体系的稳定。另外，政府还需要考虑对健康系统的奖励机制。合理的奖励可以激励健康系统更好地履行职责，提高预防效果和服务质量。然而，奖励机制的可持续性也是必须考虑的因素。奖励过高，可能会给政府财政带来沉重的负担；而奖励过低，则无法激发健康系统的积极性。此外，对个体预防努力的监测措施也需要谨慎设计。一方面，政府需要采取有效手段评估个体的预防效果，以便对表现优秀的个体或健康系统给予适当奖励；另一方面，政府需要避免因监测措施不当给个体或健康系统带来不必要的负担。因此，政府在制定补贴和奖励机制时，需要综合考虑多方面的因素，如健康系统的运营成本、政府的财政状况、激励效果等。同时，政府还需要与健康系统、个体等多方利益相关者进行充分的沟通和协调，确保制定的机制既合理又可行。

本章使用的变量与决策变量见表 5.1。

表 5.1　变量与决策变量

变量符号	变量
a	基本市场规模
α_1	个体的价格敏感系数
α_2	市场对固定价格的敏感系数
α_3	市场对个体奖励的敏感系数
r_d	个体患病概率
h	个体初始健康状况
η_d	个体病情恶化程度
η_p	健康系统所给的预防服务效用
η_t	健康系统所给的治疗效用
C_t	健康系统的治疗成本
C_{ph}	健康系统的预防成本（实际预防成本）
C_p	个体的预防努力成本
β_1	个体预防努力的成本效用敏感系数
β_2	个体治疗效用的成本效用敏感系数
β_3	健康系统预防服务效用的成本效用敏感系数
P_0	个体期望成本上限
N	参与人数
变量符号	决策变量
e_p	个体预防努力（$0 < e_p \leq 1$）
P	健康保险的固定价格

变量符号	决策变量
r_{cs}	成本共担系数，如果个体在保期内患病，则其需要付一部分治疗费用，成本共担系数即这部分费用的比例（$0 < r_{cs} < 1$）
x	政府给予健康系统的成本补贴
y	政府对个体预防的激励

在参数方面，值得注意的是，个体的预防努力成本 C_p 与其预防努力 e_p 有关，健康系统所给的治疗效用 η_t 与健康系统的治疗成本 C_t 有关，健康系统所给的预防服务效用 η_p 与健康系统的预防成本（实际预防成本）C_{ph} 有关。参照 Mehta 等（2017）的研究，假设

$$C_p = \beta_1 e_p \qquad\qquad (5.1)$$

$$\eta_t = \beta_2 C_t \qquad\qquad (5.2)$$

$$\eta_p = \beta_3 C_{ph} \qquad\qquad (5.3)$$

其中，β_1、β_2 和 β_3 代表成本效用敏感系数的参数。基于 Mehta 等（2017）的研究，假设实际预防效用是由健康系统和个体共同决定的，即 $e_p \eta_p$。

5.3.2　模型构建与求解

本部分首先给出了所构建机制的具体内容；其次分别给出了每个主体的效用模型，并进行了求解。

对于构建的机制，首先从政府目标入手。政府的目标包括两个方面：第一，让更多的个体参与预防；第二，提高参与个体的预防效用。

为达到上述目标，政府需要对健康系统和个体进行激励。为使更多个体参与预防服务，政府对愿意进行预防的个体给予激励 y。

为提高健康系统的积极性，政府给予健康系统成本补贴 x 和数量奖励 $\dfrac{N}{a}$。如果健康系统想要实现补贴下的收支平衡，就必须制定合理的定价策略（P, r_{cs}），并成功刺激个体预防努力 e_p。

如果参与人数 N 多于规定的人数［基于 Hodgson 等（2021）的研究设定为 $0.8a$］，健康系统也将根据参与人数获得数量奖励。为防止健康系统

故意设置高价，导致只有少数人参与，本章在 $N < 0.8a$ 的范围内设置了巨额罚款 x。

本章希望通过对补贴 x 和激励 y 的设定鼓励健康系统和个体实现政府的目标。将个体的效用、健康系统的决策效用和健康系统的奖励分别设为 U_C、U_{HS}、R_{HS}，基于 Narahari（2014）的研究，将构建的机制表示为 $(x,y) \to \{U_c, U_{HS}, R_{HS}\}$。即通过补贴和奖励激励个体和健康系统，引导其在获得最大化效用的同时，满足政府的要求。

在构建具体机制后，分别给出每个主体的效用函数。

对于个体而言，存在两种情形。

第一种情形，如果个体愿意参与健康服务并进行预防努力，则其效用模型可表示为

$$\max U_{C1}(e_p) = h + (1 - e_p) r_d(-\eta_d + e_p \eta_p + \eta_t) -$$
$$\alpha_1 [P + (1 - e_p) r_d r_{cs} C_t + \beta_1 e_p - y] \tag{5.4}$$
$$\text{s. t.} \quad e_p \eta_p + \eta_t \geqslant \eta_d \tag{5.5}$$
$$0 < e_p \leqslant 1 \tag{5.6}$$

其中，式（5.4）表示个体的效用涉及初始健康状况 h、健康控制效用 $(1 - e_p) r_d(-\eta_d + e_p \eta_p + \eta_t)$、支出效用 $\alpha_1 [P + (1 - e_p) r_d r_{cs} C_t + \beta_1 e_p - y]$。其中，支出效用由个体的价格敏感系数 α_1、花费 $P + (1 - e_p) r_d r_{cs} C_t$、预防努力成本 $\beta_1 e_p$ 及激励 y 组成。式（5.5）假设个体最终可以被治愈。式（5.6）给出了决策变量 e_p 的取值范围。

第二种情形，如果个体不愿意进行预防，则该个体须承担感染上述传染病的风险，其效用可表示为

$$U_{C2} = h + r_d \times (-\eta_d) \tag{5.7}$$

个体会选择对其最有利的策略（可以获得最大效用的决策），策略的选择依据可用公式表达为

$$U_C = \max \{ U_{C1}, U_{C2} \} \tag{5.8}$$

健康系统的目标为获得最大效用。在本章中，健康系统需要在两个约束条件下获得最大利润。第一个约束是，健康系统在充分运营后，需要与

政府补贴达到收支平衡，即 $\max U_{HS}(P, r_{cs}) + x = 0$。第二个约束是，为获得更多数量奖励，健康系统需要通过设置合理的决策变量吸引更多个体参与。

首先，给出健康系统的运营效用。与个体效用不同，健康系统的运营效用需要考虑成本 – 效用差和参与人数。参与人数 N 取决于健康系统的固定价格 P 和政府对个体的激励 y。参照 Mehta 等（2017）的研究，给出了关于参与人数的公式。

$$N = a - \alpha_2 P + \alpha_3 y \tag{5.9}$$

其中，α_2 表示市场对固定价格的敏感系数，α_3 为市场对个体奖励的敏感系数。根据式（5.9），在此期间，患病个体数为 $(1 - e_p) r_d (a - \alpha_2 P + \alpha_3 y)$，健康个体数为 $(1 - e_p)(1 - r_d)(a - \alpha_2 P + \alpha_3 y)$。健康系统从患病个体中得到的运营效用为 $P - C_{ph} - r_d(1 - r_{cs}) C_t$，而从健康个体中得到的效用为 $P - C_{ph}$。化简后，得到健康系统运营效用的非线性规划模型，可以表示为

$$\max U_{HS}(P, r_{cs}) = (1 - e_p)\left[P - C_{ph} - r_d(1 - r_{cs}) C_t\right](a - \alpha_2 P + \alpha_3 y) \tag{5.10}$$

$$\text{s. t. } P + r_d r_{cs} C_t \leqslant P_0 \tag{5.11}$$

$$0 \leqslant r_{cs} \leqslant 1 \tag{5.12}$$

$$P \geqslant C_{ph} \tag{5.13}$$

式（5.10）反映了健康系统从选择健康服务的个体中获得的运营效用。式（5.11）表示价格 $P + r_d r_{cs} C_t$ 不应大于个体的期望成本上限 P_0。式（5.12）给出了成本共担系数 r_{cs} 的范围。式（5.13）给出了固定价格 P 的范围，P 应该大于或等于健康系统的预防成本 C_{ph}。值得注意的是，健康系统的效用不仅取决于定价策略（P, r_{cs}），还取决于个体预防努力 e_p。基于这一事实，假设在该机制下发生全球性流行病时，没有补贴的健康系统效用为负；在有补贴的条件下，健康系统必须尽可能地避免收支不平衡，即 $\max U_{HS}(P, r_{cs}) + x = 0$。

在给出运营效用后，本节给出针对健康系统的奖惩规则：

①如果 $N < 0.8a$，那么健康系统将受到惩罚 x，即政府不予以补贴；

②如果 $N \geqslant 0.8a$ ，那么健康系统将得到奖励，可以表示为

$$\max R_{HS} = (N - 0.8a)\frac{N}{a} \tag{5.14}$$

式（5.14）表明，政府给予的奖励是由奖励人数 $N - 0.8a$ 和数量奖励 $\frac{N}{a}$ 组成的。值得一提的是，数量奖励随着参与人数的增加而增加。该数量奖励将促使健康系统鼓励个体进行预防。

在计算个体最优效用之前，需要明确：政府倾向于使更多个体购买健康保险（$U_C = U_{C1}$）并进行预防努力。因此，给出使 $U_{C1} > U_{C2}$ 的条件，即

$$\alpha_1 [-r_d r_{cs} C_t (1 - e_p) - \beta_1 e_p - P + y] + [e_p (\eta_d + \eta_p - \eta_t) - e_p^2 \eta_p + \eta_t] > 0 \tag{5.15}$$

这里分别给出以下两种极端情形：

① $e_p = 0$，$U_{C1} > U_{C2}$，表示即使个体在 U_{C1} 中不付出预防努力，U_{C1} 也大于 U_{C2}；

② $e_p = 1$，$U_{C1} \leqslant U_{C2}$，表示即使个体在 U_{C1} 中付出充分的预防努力，其效用也不超过 U_{C2}。

在上述两种情况下，个体均不愿意付出预防努力。基于这两种情况，得到命题5.1。

命题 5.1（个体理性）　如果 y 满足 $P + r_d r_{cs} C_t - \frac{r_d \eta_t}{\alpha_1} > y \geqslant P + \beta_1 - \frac{r_d \eta_d}{\alpha_1}$，则个体愿意进行预防。

证明： 在 $e_p = 0, U_{C1} > U_{C2}$ 的情形下，可得 $-\alpha_1 (P - y + C_t r_{cs} r_d) + r_d \eta_t > 0$，求解后得 $y > P + C_t r_{cs} r_d - \frac{r_d \eta_t}{\alpha_1}$；在 $e_p = 1, U_{C1} \leqslant U_{C2}$ 的情形下，可得 $-\alpha_1 (P - y + \beta_1) + r_d [-\eta_p + (\eta_d + \eta_p - \eta_t) + \eta_t] \leqslant 0$，求解后得 $y < P + \beta_1 - \frac{r_d \eta_d}{\alpha_1}$。

综上所述，当 y 满足 $P + r_d r_{cs} C_t - \dfrac{r_d \eta_t}{\alpha_1} > y \geq P + \beta_1 - \dfrac{r_d \eta_d}{\alpha_1}$ 时，个体将愿意付出预防努力，以获得更大效用。

证明完毕。

命题 5.1 表明，在上述激励区间，个体有付出预防努力的动机。命题 5.1 是机制设计理论中的一个重要概念，被称为"个体理性"。只有当 y 在上述范围内时，健康系统设定的价格才能激励个体付出预防努力，是对个体激励的一种约束。

在获得个体理性的条件后，对个体最优策略进行求解。首先，通过式（5.4）至式（5.6）构建拉格朗日函数；其次，利用 KKT 条件求解，得到个体的最优策略如命题 5.2 所示。

命题 5.2　当给定成本共担系数 r_{cs} 后，个体的最优策略为 $e_p(r_{cs}) = \dfrac{\alpha_1(r_d r_{cs} C_t - \beta_1) + r_d(\eta_d + \eta_p - \eta_t)}{2 r_d \eta_p}$。

命题 5.2 表明，成本共担系数 r_{cs} 在刺激个体预防努力 e_p 方面起着积极作用。这一结论有着重要的实践意义，因为它揭示了个体预防行为与成本分担之间的关系。为更深入地理解这一命题，我们可以结合实际情况进行解释。以新冠疫情为例，如果政府通过健康系统为个体提供预防服务，并设定一定的成本共担系数 r_{cs}，那么个体在考虑是否采取预防措施时，就会将这个成本共担系数纳入考量范围。较高的 r_{cs} 意味着个体需要承担较高的治疗成本，这会促使个体更加重视预防，努力减少疾病的发生。

另一个有趣的结论是：当 $r_d r_{cs} C_t > \beta_1$ 时，个体预防努力 e_p 随着个体的价格敏感系数 α_1 的增大而增加。这一结论进一步揭示了个体预防行为的复杂性，并强调了价格因素在激励个体采取预防措施中的重要性。个体的价格敏感系数 α_1 反映了个体对价格的敏感程度，当个体预防的成本系数小于可能的治疗成本时，价格敏感系数的增大将使个体预防努力增加。当 α_1 增加时，意味着个体对价格的变动更加敏感，这可能会使个体更加倾向于采取预防措施，以避免因价格上涨而增加的预防成本。

命题5.2通过探讨成本共担系数 r_{cs} 和个体的价格敏感系数 α_1 对个体预防努力 e_p 的影响，为我们提供了深入理解个体预防行为的理论基础。在实际应用中，政府和健康系统可以结合上述结论，制定更加有效的预防策略，提高个体的预防参与度，降低疾病的发病率，从而促进整个社会的健康福祉。

接下来，本节给出健康系统的运营效用最优策略，如命题5.3所示。

命题5.3 当给定政府对个体预防的激励 y 时，健康系统的最优策略为 $P(y) = \dfrac{1}{2} P_0 + \dfrac{a + \alpha_3 y - \alpha_2 \beta_1}{2 \alpha_2} + \dfrac{r_d (\eta_d - \eta_p - \eta_t)}{2 \alpha_1}$, $r_{cs}(y) =$

$$\dfrac{- a - y \alpha_3 + \alpha_2 (P_0 + \beta_1)}{2 \alpha_2 r_d C_t} + \dfrac{- \eta_d + \eta_p + \eta_t}{2 \alpha_1 C_t} 。$$

命题5.3表明，最优固定价格 P 随政府对个体预防奖励 y 的增加而升高，最优成本共担系数 r_{cs} 随政府对个体预防奖励 y 的增加而减小。具体解释如下：首先，政府对个体预防奖励 y 对最优固定价格 P 有着显著影响。具体来说，随着政府奖励的升高，最优固定价格 P 也会相应升高。这一结论可以从多个角度进行解释。例如，当政府加大对个体的奖励力度时，个体更有可能愿意为预防服务支付更高的价格。因此，为确保健康系统的盈利能力和可持续性，健康系统可能需要设定更高的固定价格 P 以覆盖其运营成本。其次，命题5.3还指出，最优成本共担系数 r_{cs} 会随政府对个体预防激励 y 的增加而减小。这意味着，当政府提供更多激励时，健康系统可能不再需要为个体分担过多的成本压力。这一结论也符合逻辑推理。政府通过提供激励措施，已经承担了个体的一部分预防成本。因此，健康系统在设定成本共担系数时，可以使之相应降低以保持平衡。为进一步说明这一命题，我们可以结合新冠疫情防控的实际情况进行解释。在新冠疫情期间，政府为鼓励个体参与预防，采取了一系列激励措施，如提供免费或有补贴的疫苗接种服务。随着政府奖励的增加，个体可能更愿意接种疫苗，从而降低健康系统的预防成本。在这种情况下，健康系统可能会减小其成本共担系数 r_{cs}，以更好地平衡个体的预防成本和政府的激励措施。

为使健康系统盈利，首先要满足条件 $\max U_{HS}(P, r_{cs}) + x = 0$ ，即

$$\frac{(C_{ph} - P_0 + r_d C_t)\left[\alpha_1(a - \alpha_2 P_0 + \alpha_3 y + \alpha_2 \beta_1) + \alpha_2 r_d(-\eta_d + \eta_p + \eta_t)\right]^2}{8\alpha_1 \alpha_{2rd} \eta_p} = x$$

$$(5.16)$$

其次，给出健康系统的奖励效用，即

$$\max R_{HS}(y) = (0.8a - \alpha_2 P + \alpha_3 y)\frac{a - \alpha_2 P + \alpha_3 y}{a} \qquad (5.17)$$

$$\text{s. t. } a - \alpha_2 P + \alpha_3 y > 0 \qquad (5.18)$$

$$\alpha_2 P - \alpha_3 y \geqslant 0 \qquad (5.19)$$

$$P + r_d r_{cs} C_t - \frac{r_d \eta_t}{\alpha_1} > y \geqslant P + \beta_1 - \frac{r_d \eta_d}{\alpha_1} \qquad (5.20)$$

式（5.17）为健康系统的最优奖励函数，由式（5.9）代入式（5.14）得到。式（5.18）和式（5.19）表示对参与人数的限制。式（5.20）为使个体愿意进行预防的约束条件。

最后，将 $P(y)$、$r_{cs}(y)$ 代入上述函数得到三个主体的最优策略以及健康系统的最优效用，如定理 5.1 所示。

定理 5.1　政府、健康系统和个体的最优策略表示如下。

$$x^* = \frac{a^2(C_{ph} - P_0 + r_d C_t)\alpha_1}{2\alpha_2 r_d \eta_p}$$

$$y^* = \frac{\alpha_1(a + A) - \alpha_2 r_d B}{\alpha_1 \alpha_3}$$

$$P^* = \frac{1}{2}\left(P_0 - \beta_1 - \frac{2r_d B}{\alpha_1} + \frac{2a + A}{\alpha_2}\right)$$

$$r_{cs}^* = \frac{\alpha_2[2r_d B + \alpha_1(P_0 + \beta_1)] - \alpha_1(2a + A)}{2\alpha_1 \alpha_2 r_d C_t}$$

$$e_p^* = \frac{-\alpha_1 a + \alpha_2 r_d(-A + B + 2\eta_p)}{2\alpha_2 r_d \eta_p}$$

健康系统的最优收益和个体的最优效用表示如下。

$$R_{HS}^* = \frac{1}{2}a$$

$$U_C^* = \frac{\alpha_1^2 a^2}{4\alpha_2^2 r_d \eta_p} + \frac{r_d[\eta_d^2 + 5\eta_p^2 - 2\eta_p(B - 3\eta_t) + (B - \eta_t)^2 + 2\eta_d(B - 3\eta_p - \eta_t)]}{4\eta_p} -$$

$$\frac{\alpha_1 P_0}{r_d} + h$$

参与人数为

$$N^* = a$$

其中，$A = \alpha_2 P_0 - \alpha_2 \beta_1 > 0$，$B = -\eta_d + \eta_p + \eta_t > 0$。

定理 5.1 给出了政府、健康系统和个体的最优策略及其在最优策略下的最大收益。其中，$A > 0$，$B > 0$。A 表示个体应对疾病的期望成本上限 P_0 必须大于其对应的成本效用敏感系数 β_1。B 表示理想的医疗服务可以治愈患者。计算表明，个体和健康系统的解决方案符合纳什均衡。参考 Narahari（2014）的研究，分别给出命题 5.4 和定理 5.2。

命题 5.4 所给机制 $(x, y) \rightarrow \{U_C, U_{HS}, R_{HS}\}$ 满足事后纳什激励相容原理。

事后纳什激励相容原理是指一个机制满足以下两个条件。

①机制中的个体使用真实信息；

②所有主体都达到纳什均衡（Narahari，2014）。

证明： 命题 5.4 表示如果 $(x, y) \rightarrow \{U_C, U_{HS}, R_{HS}\}$ 满足约束（i）、约束（ii），则其满足事后纳什激励相容原理。

（i）$e'_p = e_p$；

（ii）$U_C(e_p^*) = \max U_C$，$U_{HS}(P^*, r_{cs}^*) = x^* = \max U_{HS}$，$R_{HS}(y^*) = \max R_{HS}$。

其中，$e'_p = e_p$ 表示个体使用真实信息（预防努力），根据约束（i），可得 $U_C(e'_p \neq e_p) = U_C(e'_p = e_p) = h + (1 - e_p) r_d(-\eta_d + e_p \eta_p + \eta_t) - \alpha_1[P + (1 - e_p) r_d r_{cs} C_t + \beta_1 e_p - y]$，表示真实或虚假信息的选择与个体实际效用无关，即虚假信息不能给个体带来额外效用。因此，$e'_p = e_p$。

约束（ii）的证明已由定理 5.1 给出。

由此，命题 5.4 得证。

证明完毕。

命题 5.4 表明，通过本章提出的机制，个体能够根据政府的指导要求，基于真实的私人信息做出决策，从而实现自身效用的最大化。这一机制的独特之处在于，它鼓励个体基于真实信息进行决策，而不是隐藏或扭曲信息。为更好地理解这一命题，我们可以结合现实生活中的例子进行说明。以健康保险市场为例，个体在选择健康保险方案时，通常需要根据自身的健康状况和风险承受能力进行决策。如果个体选择隐瞒自己的真实信息（如健康状况或病史），他们就有可能选择不适合自己的保险方案，导致其在需要医疗服务时面临高额的医疗费用。相反，如果个体基于真实的私人信息进行决策，他们就很有可能选择适合自己的保险方案，从而在风险来临时得到更好的保障。此外，命题 5.4 还强调了虚假信息无法为个体带来更多效用的观点。在健康保险市场中，如果个体故意隐瞒自己的健康状况或病史，就有可能在将来面临高额的医疗费用或被保险公司拒绝理赔的风险。这种风险不仅可能带来经济上的损失，还可能影响个体的健康状况和生命安全。因此，从长远角度来看，基于真实信息的决策更有利于个体效用的最大化。由该命题可以推断出以下结论。

定理 5.2 所给机制 $(x,y) \rightarrow \{U_C, U_{HS}, R_{HS}\}$ 满足贝叶斯激励相容原理。

在一个机制中，如果其他个体都使用真实信息进行决策，那么该个体也使用真实信息进行决策，并获得最优效用，则该机制满足贝叶斯激励相容原理（Narahari，2014）。

证明：定理 5.2 表示在机制 $(x,y) \rightarrow \{U_C, U_{HS}, R_{HS}\}$ 中，如果 $U_{HS}(P, r_{cs} \mid e_p)$ 和 $R_{HS}(y \mid e_p)$ 满足 $U_{HS}(P, r_{cs} \mid e_p) \geqslant U_{HS}(P, r_{cs} \mid e'_p \neq e_p)$，$R_{HS}(y \mid e_p) \geqslant R_{HS}(y \mid e'_p \neq e_p)$，则该机制满足贝叶斯激励相容原理。

如果 $e'_p \neq e_p$，则由现实情况可得，虚报的预防努力一定大于真实预防努力，则有 $e'_p = e_p + \xi$，其中，$\xi > 0$。将 $e'_p = e_p + \xi$ 代入式（5.10），得到 $U_{HS}(P, r_{cs} \mid e_p) = U_{HS}(P, r_{cs} \mid e'_p \neq e_p)$。同样地，有 $P(y) = P(y \mid e'_p \neq e_p)$，$r_{cs}(y) = r_{cs}(y \mid e'_p \neq e_p)$。

将上述公式代入式（5.17）至式（5.20）得到 $R_{HS}(y \mid e_p) = R_{HS}(y \mid e'_p \neq e_p)$。

因此，所给机制满足贝叶斯激励相容原理，即 $U_{HS}(P, r_{cs} \mid e_p) \geqslant U_{HS}(P, r_{cs} \mid e'_p \neq e_p)$，$R_{HS}(y \mid e_p) \geqslant R_{HS}(y \mid e'_p \neq e_p)$。

另外，根据 Narahari（2014）的研究，如果一个机制满足事后纳什激励相容原理，则其满足贝叶斯激励相容原理，同样可以得到上述结论。

证明完毕。

定理 5.2 表明，本章的模型和解决方案适用于信息不对称情形。这表明，在无法获取参与者预防努力的情况下，本机制不仅能保证参与者使用真实的私人信息做出决策，而且能保证机制目标的实现。这是一个有趣而有用的结论，即如果在信息不对称情形下难以证明该机制的激励相容性，那么可以通过在信息对称情形下进行证明以获得相应结论。

5.3.3 结果与算例分析

本节首先对最优解进行灵敏度分析，其次比较本章所提机制与原有机制在不同环境下的优劣。

在对最优解进行灵敏度分析时，本节分别研究了影响政府、健康系统和个体最优策略的因素，然后根据这些影响因素给出管理学建议。

首先，本节关注了政府、健康系统和个体如何在第一波疫情出现时做出最优决策。因此，本节研究了个体患病概率 r_d 的增加对政府的最优策略（x^*, y^*）、健康系统的最优策略（P^*, r_{cs}^*）和个体的最优策略 e_p^* 的影响。

命题 5.5　如果个体期望成本上限 P_0 满足 $P_0 > C_{ph}$，则

（i）$\dfrac{\partial x^*}{\partial r_d} > 0$，$\dfrac{\partial y^*}{\partial r_d} < 0$；

（ii）$\dfrac{\partial P^*}{\partial r_d} < 0$，$\dfrac{\partial r_{cs}^*}{\partial r_d} > 0$；

（iii）$\dfrac{\partial e_p^*}{\partial r_d} > 0$。

命题 5.5（i）的第一部分表明，如果个体期望成本上限 P_0 大于实际预防成本 C_{ph}，则最优补贴 x^* 应随着个体患病概率 r_d 的增加而增加。

当个体期望成本上限 P_0 高于实际预防成本 C_{ph} 时，意味着个体认为预防措施是有价值的，并愿意为此付出一定的成本。在这种情况下，如果个体患病概率 r_d 增加，即疫情的风险加大，个体将更倾向于采取预防措施以降低风险。为激励个体采取预防行为，政府需要提高最优补贴 x^*，以确保个体在经济上获得足够的激励。增加对健康系统的补贴不仅可以有效激活其预防积极性，还可以促使健康系统更加积极地监督和指导个体的预防行为。这种积极的互动可以提高健康系统的服务质量和效率，进而提高个体预防的有效性。当患病概率接近波峰时，这种补贴机制的作用尤为重要。随着疫情风险的加大，预防行为的紧迫性增加，有效的补贴机制可以促使个体和健康系统更加积极地应对疫情，从而有效抑制疫情的暴发。

为更好地理解这一命题，我们可以结合新冠疫情防控的实际案例进行说明。在新冠疫情期间，政府为鼓励个体采取预防措施（如佩戴口罩、勤洗手等），可能会采取一系列补贴措施。如果个体预期的预防成本高于实际成本，那么政府可以通过增加补贴的方式激励个体采取预防行为。同时，政府也可以加大对健康系统的支持力度，确保其对个体提供足够的预防服务和监督指导。

命题 5.5（i）的第二部分即 $\dfrac{\partial y^*}{\partial r_d} < 0$，揭示了一个反直觉的结论：对愿意进行预防的个体的最优激励 y^* 会随着个体患病概率 r_d 的增加而减少。该结论可解释为：随着 r_d 的增加，个体将面临更大的健康风险，治疗成本也成为其更为关注的因素，这促使其更加重视预防行为。因此，即使政府激励减少，个体也会由于治疗成本的压力而选择采取预防措施，并增加预防努力 e_p^*。这一结论在健康系统的实际运营中具有重要的应用价值。例如，在新冠疫情防控期间，随着疫情加剧，即使政府提供的补贴或激励减少，出于对治疗成本的担忧，也会有更多人选择采取预防措施，如佩戴口罩、勤洗手等。为更深入地理解这一结论，我们可以进一步分析其背后的

经济学原理。根据经济学中的边际效用递减规律，随着个体面临的治疗成本压力增加，预防措施的边际效用可能会超过政府激励的边际效用。这意味着，即使政府减少激励 y，个体也依然认为预防措施更有价值从而采取预防行为。命题 5.5（iii）也佐证了这一结论。上述结论对于政府制定有效的激励策略和预防措施具有重要的指导意义。

此外，命题 5.5（ii）进一步探讨了健康系统如何适应个体预防行为的变化。随着个体患病概率 r_d 的增加，为吸引更多个体参与预防，健康系统需要采取相应策略。具体来说，健康系统应降低最优固定价格 P^*，同时增大最优成本共担系数 r_{cs}^*。对于吸引个体来说，降低 P^* 是非常关键的。当个体患病概率 r_d 增加时，个体对预防的需求增加，但由于预防成本的存在，一些个体可能会犹豫是否采取预防措施。此时，健康系统通过降低 P^*，可以减轻个体的经济负担，促使他们更愿意参与预防。与此同时，通过增加 r_{cs}^*，健康系统可以分担更多个体的预防成本，从而进一步激励其参与预防。

例如，在新冠疫情防控期间，为鼓励更多人接种疫苗，政府和相关机构采取了一系列措施。其中，降低疫苗接种的固定费用和提供更多的补贴或优惠是两个重要策略。通过上述策略，更多人被吸引接种疫苗，从而有助于控制疫情的传播。这种动态调整对于确保预防服务的普及和有效性而言至关重要。

由于全球性流行病对个体的支出敏感性造成较大影响，接下来笔者将研究个体的价格敏感系数 α_1 的增大对每个参与者最优策略的影响。

命题 5.6 考虑个体的价格敏感系数 α_1 与参与者最优策略之间的关系，得到：

(i) $\dfrac{\partial x^*}{\partial \alpha_1} > 0$，$\dfrac{\partial y^*}{\partial \alpha_1} > 0$；

(ii) $\dfrac{\partial P^*}{\partial \alpha_1} > 0$，$\dfrac{\partial r_{cs}^*}{\partial \alpha_1} < 0$；

(iii) $\dfrac{\partial e_p^*}{\partial \alpha_1} < 0$。

　　根据命题5.6（i），政府的最优补贴 x^* 和最优激励 y^* 随着个体的价格敏感系数 α_1 的增大而增加。该结论可以解释为：如果 α_1 增加，则个体将较以前花费更多的感知成本，从而应给予其更多的奖励。由此可见，健康系统需要更多资金为个体服务。命题5.6（ii）涉及调整后的定价策略。这是一个反直觉结论：当 α_1 增加时，健康系统应提高最优固定价格 P^* 并减小最优成本共担系数 r_{cs}^*。这实际上反映了健康系统在面对具有更高价格敏感性的个体时的策略调整。通过提高 P^*，健康系统可以弥补因个体对预防成本更加敏感而导致服务需求减少这一缺陷。同时，降低 r_{cs}^* 可以缓解健康系统的成本负担，并更好地平衡个体的预防成本和预防需求。根据命题5.6（iii），当 α_1 增加时，个体将在预防上付出更少的努力，从而使提高预防努力的成本变得更高。这是因为个体对预防成本更加敏感，导致预防努力的成本相应增加。因此，个体可能会减少预防努力以节约成本。在这种情况下，健康系统应该采取一种稳健的固定价格策略进行创收，以应对个体预防努力成本的增加。例如，可以通过设定合理的预防服务价格，鼓励个体在可承受的范围内进行必要的预防保健，从而实现健康系统和个体之间的共赢。结合上述结论，我们可以进一步探讨如何在实际中应用这些策略。例如，在医疗保险市场中，对于价格敏感性较高的个体，保险公司可以采取提高保费和降低共保率的方式平衡自身成本和收入。此外，对于个体而言，了解价格敏感性的重要性在于，它可以帮助其更好地管理自己的健康和财务状况，并在预防保健方面做出更明智的决策。

　　命题5.6为我们提供了对 α_1 与参与者最优策略之间关系的深入理解。通过了解这些关系，政府和健康系统可以更好地制定定价策略和激励措施，以适应个体的需求和行为变化，促进预防保健服务的普及和有效性。

　　在应对全球性疫情暴发的实际情况中，由于个体对疫情的认识越来越深刻，健康系统预防服务效用的成本效用敏感系数 β_3 会随着时间的推移而增大。将式（5.2）、式（5.3）代入定理5.1的方程，得到以下结果。

　　命题5.7　当 β_3 增长时，有以下结论：

（i）$\dfrac{\partial x^*}{\partial \beta_3} < 0$，$\dfrac{\partial y^*}{\partial \beta_3} < 0$；

（ii）$\dfrac{\partial P^*}{\partial \beta_3} < 0$，$\dfrac{\partial r_{cs}^*}{\partial \beta_3} > 0$；

（iii）$\dfrac{\partial e_p^*}{\partial \beta_3} > 0$。

命题 5.7（i）表明，随着 β_3 的增加，政府的最优补贴 x^* 和最优激励 y^* 相应减少。命题 5.7（ii）中，健康系统应增大最优成本共担系数 r_{cs}^*，并降低最优固定价格 P^*。这一结论反映了健康系统在面对个体需求变化时的策略调整。通过降低 P^*，健康系统可以更好地吸引个体参与预防；而增加 r_{cs}^*，则可以更好地分担个体的预防成本，进一步激励其参与预防。命题 5.7（iii）表明，当 β_3 增加时，个体应增加 e_p^* 以重新获得最优预防努力策略。这表明，个体在预防需求下降的情况下，应通过增加预防努力弥补可能出现的预防效果不足。例如，在抗击新冠疫情的过程中，随着接种疫苗的人越来越多，健康系统提供的免费检测试剂逐渐减少，一些西方国家（如英国、荷兰）逐渐放松其对传染性疾病的防控措施。

命题 5.7 为我们提供了对 β_3 与参与者最优策略之间关系的深入理解。通过了解这些关系，政府可以更好地制定政策措施，患者可以调整预防努力以适应健康系统的需求和行为变化，促进预防保健服务的普及和有效性。

接下来，本节将研究个体期望成本上限 P_o 和个体患病概率 r_d 关于个体最优效用 U_C^* 的关系。

命题 5.8

（i）如果个体期望成本上限 P_0 满足 $\dfrac{a^2 \, \alpha_1}{2 \, \alpha_2^2 \, \eta_p} > P_0$，则有 $\dfrac{\partial U_C^*}{\partial \alpha_1} > 0$；

（ii）如果个体患病概率 r_d 满足 $r_d > \dfrac{a \, \alpha_1}{2 \, \alpha_2 \, \beta_3 \, C_{ph}}$，则有 $\dfrac{\partial U_C^*}{\partial \beta_3} > 0$。

命题 5.8（i）指出，当个体期望成本上限 P_0 小于某个值时，α_1 高的个体将获得更大的最优效用 U_C^*。这意味着当 P_0 较低时，个体对预防成本的敏感度更高。因此，个体愿意付出更多努力和成本以获得更好的预防效果。此外，命题5.8（ii）表明，当个体患病概率r_d较大时，β_3的增加将导致U_C^*的增加。这表明，当疾病流行程度较高时，个体对预防成本的敏感度增加。因此，预防成本的增加将促使个体采取更多的预防措施以降低患病风险。以新冠疫情为例，随着人们对全球性流行病认识的加深，预防意识的提高使个体对预防成本的敏感系数增大。对于价格敏感系数较大的个体，其可能更愿意购买高价的防护用品或采取其他预防措施以降低感染风险。同时，在疾病流行程度较高的地区，政府和健康系统也可能会采取更多的防控措施来降低疾病的传播风险，从而促使个体采取更多的预防措施。上述结论表明，当人们对全球性流行病了解得更多时，这种机制对流行程度高的疾病的预防效率也会更高。

命题5.8为我们提供了关于个体期望成本上限P_0和个体患病概率r_d与个体最优效用U_C^*之间关系的深入理解。

最后，本节将研究基本市场规模a对机制的影响。

命题5.9 考虑基本市场规模对健康系统奖励、个体效用和个体预防努力的影响，可得：

(i) $\dfrac{\partial R_{HS}^*}{\partial a} > 0$ ；

(ii) $\dfrac{\partial U_C^*}{\partial a} > 0$ ；

(iii) $\dfrac{\partial e_p^*}{\partial a} < 0$ 。

命题5.9（i）、（ii）表明，基本市场规模a的增加可以增加健康系统最优收益R_{HS}^*和个体最优效用U_C^*。随着市场规模扩大，健康系统能够吸引更多个体参与，从而增加其收益。这意味着健康系统可以通过扩大市场规模提高盈利能力。因为，市场规模的扩大意味着有更多个体参与预防保健服务，这有助于降低个体的患病风险和预防成本，从而提高其效用。命题5.9（i）、（ii）也表明，a的增加可以减少个体的最优策略e_p^*，即参与人数的增加使所有参与者受益。这是因为，随着市场规模扩大，个体之间的合作和相互影响会增加，导致个体在预防方面投入的精力相应减少。结论表明，本章所提机制具有积极的网络外部性，即参与人数的增加可以使所有参与者受益。因此，个体在了解推荐行为可以使所有人受益后，其就更有可能推荐朋友购买健康服务或参与预防保健活动，以增加自身效用。因此，建议健康系统和政府通过告知个体收益以鼓励个体推荐朋友购买相关健康服务。以医疗保险市场为例，随着市场规模扩大，保险公司可以提供更为多样化的保险产品和服务以吸引更多人购买保险。这不仅可以增加保险公司的收益，还可以通过提供更好的保障提高消费者的效用。同时，保险公司和消费者之间的信息不对称会得到缓解，有助于消费者做出更明智的决策。

命题 5.9 为我们提供了关于市场规模对健康系统奖励、个体效用和个体预防努力之间关系的深入理解。

在进行灵敏度分析后，本节将通过比较获取本章所提机制的适用范围。

为验证本章所提机制的高效性，本节给出一个比较组。在比较组中，没有针对个体的预防激励（$y = 0$），政府给予健康系统全额补贴，且对健康系统无数量奖励。其他情形与本章所述一致。

这里将对两种机制吸引的参与人数和总预防效用进行比较。假设比较组的参与人数为 N'，总预防效用为 $e'_p \eta_p N'$，则有

$$N' = \frac{1}{2}\left(a - A + \frac{\alpha_2 r_d B}{\alpha_1}\right)$$

$$e'_p \eta_p N' = \frac{[\alpha_1(A - a) - \alpha_2 r_d B][(a - A)\alpha_1 + \alpha_2 r_d(B - 4\eta_p)]}{8\alpha_1 \alpha_2 r_d}$$

为进一步比较，假设 $\Delta N = N - N'$，$\Delta E = e_p \eta_p N - e'_p \eta_p N'$，得到

$$\Delta N = \frac{1}{2}\left(a + A - \frac{\alpha_2 r_d B}{\alpha_1}\right)$$

$$\Delta E = \frac{1}{16 r_d \alpha_2}\{8a[-a\alpha_1 + r_d\alpha_2(-A + B + 2\eta_p)] +$$

$$\frac{[(a - A)\alpha_1 + B r_d\alpha_2]\eta_p[(a - A)\alpha_1 + \alpha_2 r_d(B - 4\eta_p)][B r_d\alpha_2 - \alpha_1(-a + A)]}{\alpha_1^2}\}$$

为比较本章所提机制和比较组机制的优劣，本节给出算例，分析了 $\Delta N > 0$ 和 $\Delta E > 0$ 的情形。令 $a = 10000$，$r_d = 0.3$，$\alpha_1 = 0.2$，$\alpha_2 = 10$，$\eta_p = 50$，$\eta_t = 30$，$\eta_d = 70$，$P_0 = 102$，$\beta_1 = 2$，得到 $A = 20$，$B = 10$。使用控制变量法分析不同因素对两种机制的积极影响和消极影响。首先，分析了基本市场规模（ $a \in [0,10000]$ ）与个体患病概率（ $r_d \in [0,1]$ ）对差异 ΔN 和 ΔE 的影响，如图 5.2 所示。其次，给出了个体期望成本上限（ $P_0 \in [0,1000]$ ）和个体预防努力的成本效用敏感系数（ $\beta_1 \in [0,10]$ ）对差异 ΔN 和 ΔE 的影响，如图 5.3 所示。最后，给出了个体的价格敏感系数（ $\alpha_1 \in [0,10]$ ）和市场对固定价格的敏感系数（ $\alpha_2 \in [0,10]$ ）对差异 ΔN 和 ΔE 的影响，如图 5.4 所示。

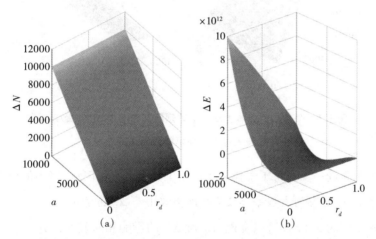

图 5.2　基本市场规模与个体患病概率对参与人数差异和预防效用差的影响

由图 5.2 可以看出 r_d 对参与人数差异 ΔN 的影响及与 a 的关联。图 5.2（a）清楚地表明，r_d 对 ΔN 的影响相对较小，而 a 对 ΔN 具有显著影响。随着 a 的增大，ΔN 也随之增加，表明基础市场规模是决定参与人数差异的关键因素。图 5.2（b）表明，当 a 较小时，预防效用差 $\Delta E < 0$。随着 a 逐渐增大，r_d 对 ΔE 的影响逐渐增强。当 a 较大时，r_d 越小 ΔE 越大。这表明，在较大的基础市场规模下，本章所提机制在提高预防效用方面更有效。因此，当 a 较小时，无论 r_d 如何变化，笔者都建议使用原始机制。然而，当 a 较

大、r_d 较小时，本章所提机制在提高预防效用方面更有效。

由此，可以得出以下结论：在 a 较小的情况下，无论 r_d 如何变化，使用原始机制都可能更合适。然而，当 a 足够大时，本章所提机制在提高预防效用方面存在其优越性，特别是在 r_d 较小的情况下。因此，根据 a 的大小和 r_d 的实际情况，我们可以灵活选择合适的机制使预防效用最大化。

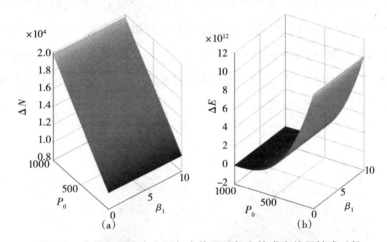

图 5.3　个体期望成本上限与个体预防努力的成本效用敏感系数对参与人数差异和预防效用差的影响

图 5.3 进一步探讨了个体期望成本上限 P_0 与个体预防努力的成本效用敏感系数 β_1 对参与人数差异 ΔN 和预防效用差 ΔE 的影响。

观察图 5.3（a）可以发现，β_1 对 ΔN 的影响相对较小。这表明，个体预防努力的成本效用敏感系数对参与人数差异的直接影响有限。相反，个体期望成本上限 P_0 对 ΔN 具有决定性影响。随着 P_0 增加，ΔN 也呈现出明显的增加趋势，表明个体期望成本上限是决定参与人数差异的重要因素。

接下来，观察图 5.3（b）可以发现，ΔE 随着 P_0 的增加而增加，并且其增长率逐渐上升。这表明，当个体期望成本上限增加时，预防效用差也相应增加且增速显著。然而，与 ΔN 的情况类似，β_1 对 ΔE 的影响相对较小。

上述结果进一步支持了我们由图 5.2 得出的结论，即基础市场规模与个体期望成本上限是影响参与人数和预防效用的关键因素。个体预防努力的成本效用敏感系数虽然在一定程度上影响预防效用，但其影响程度相对较小。

结合上述分析，我们可以得出结论：在制定预防保健政策和机制时，应充分考虑个体期望成本和基础市场规模。

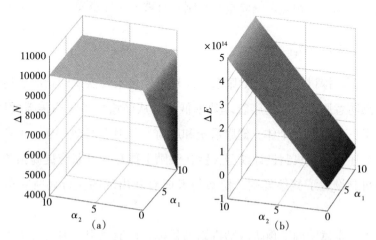

图 5.4　个体的价格敏感系数与市场对固定价格的敏感系数对参与人数差异和预防效用差的影响

图 5.4 进一步分析了个体的价格敏感系数 α_1 与市场对固定价格的敏感系数 α_2 对参与人数差异 ΔN 和预防效用差 ΔE 的影响。

观察图 5.4（a）可以发现，当市场对固定价格的敏感系数 α_2 较小时，较大的 α_1 会导致较小的 ΔN。这表明，在市场整体对价格不敏感的情况下，个体的价格敏感系数对参与人数差异的影响较大。随着 α_2 的增大，α_1 对 ΔN 的影响逐渐减小，说明市场整体对价格越敏感，个体的价格敏感系数对参与人数差异的影响就越小。

图 5.4（b）进一步揭示了 α_2 和 ΔE 之间的关系。当 α_2 较小时，ΔE 呈负值，这意味着在基础市场规模较小、市场对固定价格的敏感系数较小的环境下，选择原始机制可能更明智。然而，随着 α_2 的增大，ΔE 逐渐增加并超过零，表明在基础市场规模较大、市场对固定价格的敏感系数较大的

环境下，本章所提机制在提高预防效用方面更有效。

上述结果表明，当基础市场规模较大时，本章所提机制能够吸引更多个体参与预防，从而提高整体预防效用。而当基础市场规模较小时，原有机制可能更合适。如果将本章所提机制应用于人口众多的环境，它不仅可以提高个体参与率，还能进一步提升整体预防效用。这一发现对于制定适应不同市场规模的预防保健政策和机制具有重要指导意义。

5.4　本章小结

本章深入探讨了个体和健康系统面对突发传染性疾病时预防意愿低的问题。预防意愿低导致健康管理效率低下，从而增加了疾病传播的风险。在分析了三个主体（个体、健康系统和政府）及其各自效用后，本章建立了解决上述问题的机制设计模型，旨在激励个体和健康系统提高预防积极性。新机制设置了奖惩规则，使参与者面对新出现的流行病时获得更大效用。

首先，本章明确了预防激励机制的目标，即通过引导参与者决策，提高参与人数和预防效用。这需要设计一种奖惩规则，使参与者面对新出现的流行病时能够获得更大效用。

其次，本章在给定的激励机制下，建立了一组非线性规划模型，用于描述个体效用、健康系统效用和政府奖励之间的关系。这一模型有助于进一步分析个体预防行为的条件和影响因素。

再次，本章讨论了政府在应对突发传染性疾病时的最优策略，以及个体和健康系统的相应决策。通过分析其他指标对最优策略的影响，我们发现某些因素如基础市场规模、个体期望成本上限等对提高预防效用起着关键作用。

通过上述研究，本章提出了一系列具有实际应用价值的建议和策略，以促进个体和健康系统积极参与预防保健活动。这些建议包括优化奖惩机制、提高个体预期收益、降低预防成本等。

最后，基于本章的研究成果，笔者提出了一系列实用的管理学建议。

在此之前，本章所提机制的特征可总结如下。

第一，政府导向性。由于本章所提机制通过最大化效用引导决策者（个体和健康系统）进行选择，因而该机制能够使每个主体根据政府的需求进行决策。这意味着机制的设计充分考虑了政府的目标和需求，能够有效地引导个体和健康系统做出符合政府期望的决策。

第二，适用性。由于人口众多的地区可以更好地发挥本章所提机制的网络外部性优势，并且通过增加参与人数提高个体和健康系统的效用，因而该机制更适合在人口众多的地区应用。

第三，网络外部性。本章所提机制具有积极的网络外部性。这意味着随着参与人数的增加，个体和健康系统都可以获取更大效用。这种网络外部性特征有助于激发更多个体和健康系统参与预防保健活动，从而实现整体效用的提升。

第四，扩大参与性。本章所提机制成功地增加了健康服务的参与人数，最终使所有潜在客户都加入预防。这一特点对于扩大预防保健服务的覆盖面和影响力至关重要，有助于提高整体健康水平。

第五，信息不对称适应性。即使无法准确获取个体的预防努力信息，本章所提机制也可以增加参与人数和预防努力。这是因为该机制基于贝叶斯激励相容原理，能够引导个体使用真实的预防努力做出决策。这一特点使本章所提机制具有更强的适应性和稳健性，能够应对信息不对称带来的挑战。

本章针对各参与主体的运营建议如下。

①基于上述第三个特征，即本章所提机制具有积极的网络外部性，如果个体没有加入预防保健活动，那么政府可以通过利益引导鼓励该个体的社交网络为其进行推荐。通过个体之间的互动和推荐，可以进一步扩大预防保健服务的覆盖面和影响力。因此，政府可以制定激励政策，对推荐朋友参与预防保健活动的个体给予一定的奖励或优惠，从而激发更多个体参与并推荐给自己的社交网络。

②当个体不愿意参与预防保健活动时，健康系统可以采取相应的运营

策略。首先，健康系统可以提高固定价格，以弥补个体不参与预防带来的损失。这有助于确保健康系统收益的稳定性。其次，为降低成本共担系数，健康系统可以提供个性化服务或产品方案，以满足不同个体的需求和预算限制。通过提供灵活的付费方式或套餐选择，健康系统可以更好地吸引个体参与预防保健活动。此时，激励个体的工作应该由政府而不是健康系统来完成。此外，健康系统还可以与政府合作，由政府提供财政补贴等政策支持，激励个体参与预防保健活动。这样既能保证健康系统的收益，又能扩大预防保健服务的覆盖面。

通过以上运营建议的组合实施，可以更好地推动个体和健康系统积极参与预防保健活动，降低疾病传播风险，提高整体健康水平。同时，政府、健康系统和个体之间的合作与协同也将为预防保健服务的可持续发展提供有力支持。

第六章　结论与展望

6.1　结论汇总

针对健康管理中预防服务低效性问题，本书构建了一个基于机制设计理论的预防激励体系。该体系旨在通过合理的预防激励机制，提高个体和健康系统的预防积极性，从而提升预防服务的效果。在构建这一体系之前，本书深入分析了不同情形下健康服务各参与主体的需求、结构关系以及运营模式。这为本书的研究提供了丰富的背景信息和数据支持，有助于我们更好地理解各参与主体的行为和需求，为后续的预防激励机制设计提供了依据。基于上述分析，本书给出了进行预防激励机制设计的规范流程，包括明确目标、分析参与主体、选择合适的预防激励机制、实施与调整等步骤。通过遵循这一规范流程，确保了设计的预防激励机制既科学又具有实际可操作性。在具体实施过程中，本书分别针对遗传病、常见慢性病以及突发传染性疾病三种情形下的健康服务预防问题进行了深入分析。针对每种情形，改进了原有机制，使其更加适应实际情况和满足各参与主体的需求，并且得到以下相关结论。

（1）构建了健康服务的预防激励体系。

健康服务的预防激励体系旨在解决信息不对称中信息优势方对信息劣势方的利益损害问题。该体系利用机制设计中的激励相容原理，确保各参与主体在追求自身利益的同时实现整体利益的最大化。为实现这一目标，本书从利益出发，提出了可持续性改进策略以引导不同主体提高预防的积极性。通过合理的预防激励机制设计激发个体和健康系统的预防意愿，从而提高预防服务的效果和覆盖面。为完善预防激励机制的设计，本书针对预防低效的原因（信息不对称问题），引入了激励相容原理的概念，体现了激励机制的有效性。这意味着我们将确保激励机制能够促使信息优势方和信息劣势方共同协作，实现整体利益的最大化。此外，本书还针对所提机制中各参与主体是否愿意参与的问题，使用了个体理性的概念进行相关评价。个体理性意味着各参与主体在面对激励机制时，都会根据自己的利益和偏好做出最优决策。通过个体理性的评价，可以评估激励机制能否满足各参与主体的利益诉求，从而促使其积极参与预防保健活动。

这一预防激励体系的建立为后续各地区针对各种疾病的预防激励机制设计提供了参考框架。通过借鉴和应用这一体系，各地区可以结合自身实际情况设计更加科学、合理的预防激励机制，以促进个体和健康系统积极参与预防保健活动，降低疾病传播的风险，提高整体健康水平。

（2）设计了针对遗传病的预防激励机制。

针对遗传病的预防，本书设计了相应的激励机制。该机制的核心是一套健康保险组合，通过对价格和服务进行精心设计，确保个体和健康系统都能满足激励相容原理。这意味着各方利益得到统一，促使各方真诚合作，从而解决高风险个体可能存在的欺诈和隐瞒问题，帮助健康系统避免高风险个体转移风险的情况。

通过上述预防激励机制的设计，各参与主体均存在最优策略，而且各自的最优策略均能产生积极的外部效应，实现彼此效用的最大化。在定价策略方面，本书发现不同方案的固定价格并不总是随个体患病概率的增加而增加，相反，固定价格会先减少后增加。这一发现对于制定合理的定价策略具有指导意义。

为引导个体在不同方案之间做出选择，本书提出了价格差这一概念，用于帮助个体区分各方案的价格差异。研究发现，个体的选择不仅受到价格的影响，还与其付出的预防努力有关。这一观察结果为我们制定有效的预防激励机制提供了依据。

通过这一预防激励机制的设计，我们期望能够更好地解决遗传病预防中的问题，提高个体和健康系统的预防积极性，降低遗传病的发病率，提高整体健康水平。同时，这一预防激励机制也为其他疾病的预防提供了有益参考和借鉴。

基于上述结论，本书为健康系统提出以下建议：首先，在价格制定方面，健康系统应考虑不同方案的固定价格以及价格差，以制定合理的定价策略；其次，在利润获取方面，对于不同个体的不同程度的预防努力，健康系统应采取相应的利润获取策略；最后，在预防费用方面，健康系统应根据个体的情况提供相应的建议，以鼓励个体积极参与预防保健活动。

（3）设计了针对常见慢性病的预防激励机制。

针对常见慢性病的预防，本书设计了相应的激励机制。该机制包括两个核心部分：一是细化对基层医疗卫生机构和慢性病患者的补贴方案；二是明确基层医疗卫生机构的权利和责任，并拓展其职能范围。

通过细化补贴，旨在更有效地激励健康服务各参与主体的预防积极性。具体的补贴策略可以根据不同的情况和需求进行调整，以确保激励效果的最大化。此外，明确基层医疗卫生机构的权利和责任，并拓展其职能范围，可以激发其主动预防的热情，提高预防服务的质量和效率。在设计的预防激励机制中，利用个体理性和激励相容原理等条件，确保了政府、基层医疗卫生机构和患者都能获得更大效用。在无法获取患者私人信息（预防努力）的前提下，通过合理的机制设计，找到一个最优策略，使各参与主体都能从中获益。在参与性方面，所提机制将为基层医疗卫生机构提供更大的自主权和更多的激励，使其愿意参与其中。而患者则会在考虑补贴与付出后，决定是否加入所提机制。为进一步验证所提机制的有效性，本书根据实际数据对新、旧两种机制进行了比较和分析。

分析结果显示，所提机制对政府、基层医疗卫生机构和患者均有积极的影响。在所提机制下，政府能够降低补贴开支并提高总效用。基层医疗卫生机构不仅获得了更大的自主权，还有了资金上的盈余，进一步激发了其提供预防服务的积极性。对于患者而言，虽然有少量患者因为需要付出更多的预防努力而选择退出，但剩余患者不仅其平均预防效用得到较大提升，患病概率也有所下降。

综上所述，针对常见慢性病的预防激励机制设计是一项系统性工作，需要综合考虑各参与主体的利益和需求。通过合理的机制设计和数据分析，可以找到一组最优策略，以实现健康服务的高效运作和可持续发展。

（4）设计了针对突发传染性疾病的预防激励机制。

针对突发传染性疾病的预防，本书设计了相应的激励机制。这一机制的核心在于对健康系统的双重激励以及针对个体的预防补贴规则。

首先，对健康系统的双重激励旨在确保其可持续运营并吸引更多个体参与预防。一方面，政府提供运营补贴，确保健康系统在面对突发传染性疾病时能够维持正常运营和提供必要的预防服务。这有助于减轻健康系统的经济压力，使其能够更好地履行预防职责。另一方面，政府通过数量奖励激励健康系统吸引更多个体参与预防。这种奖励机制可以激发健康系统的积极性，促使其创新服务模式，提高预防效果。

在预防激励机制的设计过程中，本书充分考虑了健康系统可能崩溃和个体失去预防热情的双重压力。通过合理的补贴策略和激励反馈机制，成功地解决了这些问题，并获得了政府、健康系统和个体之间的最优策略。所提机制下，对健康系统的双重激励分别为保障健康系统可持续运营的运营补贴以及要求健康系统吸引更多个体参与预防的数量奖励。政府的最优补贴策略是在保证健康系统维持其运营的前提下，激励其吸引更多个体参与预防。这一策略旨在达到政府、健康系统和个体之间的利益一致，促进共同发展。健康系统的最优激励－反馈策略是保证个体在使用真实信息进行决策时，能够获得相应激励。这样可以提高个体提供真实信息的积极性，降低信息不对称带来的风险。同时，健康系统希望更多个体参与所提机制，以获得更多的数量奖励。个体的最优预防策略是在政府和健康系统的激励下，使三者利益一致。这有助于激发个体的预防积极性，提高预防效果。结果表明，所提机制在针对突发传染性疾病的预防中取得了显著效果——更多个体参与了预防，降低了疾病的传播风险，提高了整体健康水平。此外，本书还发现这一预防激励机制更适合在人口众多的地区应用。

由于该机制具有积极的网络外部性，随着参与个体的增多，个体和健康系统的效用都会显著增加。这为政府提供了新的思路，即通过鼓励个体向朋友推荐预防的形式，达到全体效用增加的目标。

综上所述，针对突发传染性疾病的预防激励机制设计是一项复杂而重要的任务。通过深入研究和精心设计，可以建立有效的机制，促进个体和健康系统积极参与预防工作，降低疾病传播的风险，保障公众的健康安全。

6.2 展望

在健康管理中，本书引入了机制设计理论以解决信息不对称情形下的预防服务低效性问题。通过利用机制设计中的激励相容原理，本书成功地解决了无法获取个体真实私人信息时的预防激励问题，提高了预防效用，为健康管理提供了有效的解决方案。这一研究不仅丰富了机制设计理论的应用领域，也为健康管理领域提供了新的思路和方法。通过实证分析和案例研究，本书验证了机制设计理论在解决预防激励问题中的有效性和实用性。这为未来的研究提供了有益参考和借鉴。虽然本书针对健康管理中的预防激励进行了一系列深入的研究，但仍有许多方面需要进一步完善和拓展。未来，笔者计划从以下几个方面进行研究和探索。

（1）信息不对称方面

在机制设计理论中，私人信息是一个关键因素，它可以根据主体间的相关性分为信息独立和信息互依两种情形。本书主要研究了在健康服务需求者私人信息无相互影响（信息独立情形）的前提下的预防激励问题。然而，在实际的健康管理中，信息的互依性是一个不可忽视的因素。目前，已有一些研究关注了信息互依情形下的健康管理问题。例如，在疾病的自我管理中，张持晨等（2020）以及王国珍等（2021）对此进行了深入探讨。这些研究虽然为我们提供了有益的启示和借鉴，但仍然存在许多值得进一步研究的问题。为更全面地理解和解决信息不对称问题，笔者计划在未来对相关情境进行深入调研，进一步研究信息互依情形下的预防激励机制设计，以实现更显著的预防效果。这一研究将有助于提高预防效用，降低疾病发病率，提升整体健康水平。

除根据私人信息相关性进行分类外，私人信息的完整性也是机制设计中需要考虑的一个重要方面。本书主要考虑的是健康服务需求者完全掌握私人信息的情形。然而，在现实生活中的各种因素下，健康服务需求者往往只能掌握非完全私人信息。因此，将预防激励拓展至非完全私人信息领域，是一项具有挑战性的重要工作。未来的研究可以进一步探索如何在非完全私人信息情形下设计有效的预防激励机制。这需要深入理解健康服务需求者的行为特征和决策过程，并考虑如何利用有限的信息实现预防效用最大化。同时，研究还应关注如何将预防激励与其他健康管理措施相结合，以实现更全面的健康改善效果。

综上所述，信息不对称问题在健康管理中具有重要影响。通过不断深入研究和探索，有望为解决这一问题提供更多有益的思路和方法，促进健康管理的不断完善和发展。

（2）疾病种类方面

本书针对不同类型的疾病，特别是遗传病、常见慢性病和突发传染性疾病，进行了预防激励的研究。然而，由于疾病的种类繁多，有些疾病可能并不完全符合这三种分类，或者具有多种疾病的交叉特征。对于特殊性疾病，我们需要根据其具体特性制定相应的预防激励机制。例如，一些罕见病可能由于病例稀少而难以采取大规模的预防措施。对于这类疾病，我们可以考虑采取定向激励策略，鼓励相关机构和个人更多地关注并参与预防工作。

另外，一些慢性病的早期预防与突发性疾病的应急预防存在显著差异。针对预防需求的差异化，我们可以设计相应的激励机制促进个体采取更有效的预防措施。此外，有些疾病可能涉及多个领域或学科，如身心疾病、行为健康问题等。这些交叉领域的疾病需要综合考虑医学、心理学、社会学等多个层面的因素以制定预防策略。为进一步提高预防激励机制设计的完备性，未来的研究可以针对这些特殊性疾病进行深入探讨，并根据其特性设计相应的预防激励机制。通过验证这些新机制的有效性和适用性，我们可以更好地应对来自各种疾病的预防的挑战，提高整体健康水平。

综上所述，针对不同类型和特性的疾病，预防激励机制的设计需要灵活应对并综合考虑各种因素。通过持续地研究和实践，我们可以不断完善预防激励机制设计，以更好地满足健康服务各参与主体的实际需求并促进健康事业的发展

（3）研究对象方面

本书第二章已经对健康管理中可能涉及的主体进行了较为全面的分析。然而，本书主要关注健康服务需求者掌握私人信息的情形。这种情形在现实中最为常见，但并不是唯一的情形。事实上，在健康管理中还存在健康服务提供者掌握私人信息的情形，并可能因此引发道德风险。例如，面对疫情时，政府通常会根据医疗部门上报的需求集中采购医疗器械。然而，由于担心医疗器械供应不足，部分医疗部门可能会虚报需求。这种便是健康服务提供者掌握私人信息的情形。针对这种情形，预防激励的研究同样具有重要意义。如何设计有效的预防激励机制，以促使健康服务提供者提供真实、准确的信息，是一个值得深入研究的问题。未来的研究可以进一步探讨这一领域的预防激励策略，以更好地应对现实中的挑战。

综上所述，研究对象的选择是预防激励研究中重要的一环。在健康管理中，我们需要全面考虑各类主体和情形，并根据实际情况设计相应的预防激励机制。通过不断深入的研究和实践，我们有望为解决实际问题提供更有针对性的解决方案，促进健康管理的持续完善和发展。

（4）其他方面

首先，笔者将进一步研究不同地区和不同人群的预防激励需求与偏好，以设计更加精准和有效的预防激励机制。这将有助于提高预防效用，降低疾病发病率，提高整体健康水平。其次，笔者将关注预防激励与其他健康管理措施的协同作用。如何将预防激励与健康教育、疾病筛查、康复治疗等其他健康管理措施相结合以提高整体效果，是值得我们深入研究的

问题。此外，笔者还将探讨预防激励在不同场景下的应用。除传统的医疗和保险机构外，预防激励还可以应用于社区、企业、学校等不同场景。通过研究不同场景下的预防激励问题，我们可以发现更多潜在的应用价值和发展空间。最后，笔者将关注预防激励的经济效益和社会效益的评估。如何量化预防激励的效果并比较不同方案的成本－效益关系，是评估预防激励效果的重要方面，而这将有助于为政策制定者和实践者提供科学的决策依据。

参考文献

一、中文著作类

[1]李立明.中国慢性病防治工作系统研究结题报告[M].北京:中国协和医科大学出版社,2011.

[2]战拉克.遗传疾病常识问答[M].北京:北京师范大学出版社,1985.

二、中文期刊类

[1]常健,付丽媛.应对突发公共卫生未知风险的"预防型"权变决策模式研究[J].天津社会科学,2021,3(3):64-71.

[2]付航,沈洁.慢性病健康管理的医疗与预防体系融合模式探讨[J].中华健康管理学杂志,2019,13(3):265-267.

[3]龚震宇,刘钦梅.新型冠状病毒肺炎疫情时代之疾病预防控制体系迎来发展新机遇[J].疾病监测,2021,36(8):756-761.

[4]贾洪波.大力推进基层医药卫生体制综合改革[J].价格理论与实践,2010(5):1.

[5]江恬雨,刘葭,王学东,等.华西妇儿联盟闭环式健康管理实践与探索[J].中华医院管理杂志,2020,36(7):600-603.

[6]梁园园,江洁,杨金侠,等.美国凯撒医疗集团服务模式对我国医联体建设的启示[J].卫生经济研究,2020,37(11):30-32.

[7]刘又宁.德尔塔等变异毒株流行迫使我们不得不改变应对策略[J].中华结核和呼吸杂志,2021,44(10):859-860.

[8]潘世富,王海燕,林徐勋.慢性病按总额支付方式对医联体预防激励的影响[J].系统工程学报,2021,36(6):744-753.

[9]尚晓鹏,邱银伟,徐校平,等.浙江省基本公共卫生服务项目慢性病患者健康管理服务实施效果调查分析[J].中华健康管理学杂志,2019,13(6):527-532.

[10]王国珍,王晓忠,杜惠玲.新型冠状病毒肺炎疫情期间乙肝肝硬化自我—互助—团体模式健康管理效果[J].中国慢性病预防与控制,2021,29(10):789-792.

[11]王静,蔡虻,苗艳青,等.慢性病人群健康管理服务规范及支撑体系研究[J].中华医院管理杂志,2020,36(6):446-451.

[12]王荣英,贺振银,赵稳稳,等.慢性病管理研究进展[J].中国全科医学,2016,19(17):1989-1993.

[13]王文.2012—2015年《中国慢性病防治工作规划》要点解读[J].中华心血管病杂志,2015,40(10):887-888.

[14]姚建红,范玉改,刘智勇,等.完善疾病预防控制体系的若干对策建议[J].中国护理管理,2021,21(6):957-960.

[15]余玉刚,王耀刚,江志斌,等.智慧健康医疗管理研究热点分析[J].管理科学学报,2021,24(8):58-66.

[16]张朝阳,俞莺,陈静宜,等.基于基本卫生保健的健康管理模式构建探讨[J].中华医院管理杂志,2020,36(6):441-445.

[17]张持晨,吴一波,郑晓,等.新冠肺炎疫情下公众的认知与行为:疫情常态化防控中的自我健康管理[J].科学决策,2020(10):44-59.

[18]赵文华,周脉耕,李红,等.慢性病健康管理规范(T/CHAA 007—2019)[J].中国慢性病预防与控制,2020,28(1):1-2.

[19]祖平,刘览,吴晓莉,等.我国疾病预防控制机构科研激励方案现况与问题分析[J].中国卫生资源,2018,21(3):214-217.

三、英文著作类

[1]ARROW K. Mathematical methods in the social sciences[C]//HURWICZ L. Optimality and informational efficiency in resource allocation processes. Stanford:Stanford University Press,1960.

［2］NARAHARI Y. Game theory and mechanism design［M］. Singapore：World Scientific，2014.

［3］RARDIN R L. Optimization in operations research［M］. Upper Saddle River，resources，1978：183 – 207.

［4］SCHEIER M F, CARVER C S. Self – regulatory processes and responses to health threats：effects of optimism on well – being［M］//Social psychological foundations of health and illness. Blackwell Publishing Ltd，2009：395 – 428.

［5］SCHIZA E C, PANOS G, DAVID C, et al. Integrated electronic health record database management system：a proposal［C］//ICIMTH，2015：187 – 190.

［6］Wiley encyclopedia of operations research and management science［C］//BERGEMANN D，SAID M. Dynamic Auctions. New York：Wiley，2011.

四、英文期刊类

［1］AHMAD F A R, HAIDAR R T, JAMSIAH M, et al. Pengurusan risiko：satu dimensi dalam pengurusan kesihatan risk management：a new dimension in health management ［J］. Journal of community health，2009，15(2)：27.

［2］AL – HANAWI M K, MWALE M L, KAMNINGA T M. The effects of health insurance on health – seeking behaviour：evidence from the kingdom of Saudi Arabia［J］. Risk management and healthcare policy，2020(13)：595.

［3］APPLETON A, LAM M, LE B, et al. Original quantitative research – effects of removing a fee – for – service incentive on specialist chronic disease services：a time – series analysis［J］. Health promotion and chronic disease prevention in Canada：research, policy and practice，2021，41(2)：57.

［4］ASEMAHAGN M A, ALENE G D, YIMER S A. Geographic accessibility, readiness, and barriers of health facilities to offer tuberculosis services in East Gojjam Zone, Ethiopia：a convergent parallel design［J］. Research and reports in tropical medicine，2020(11)：3.

［5］ASWANI A, SHEN Z J M, SIDDIQ A. Data – driven incentive design in the medicare shared savings program［J］. Operations research，2019，67(4)：

1002 – 1026.

[6]AYVACI M U S, ALAGOZ O, AHSEN M E, et al. Preference – sensitive management of post – mammography decisions in breast cancer diagnosis [J]. Production and operations management, 2018, 27(12): 2313 – 2338.

[7]BAJARI P, HONG H, KHWAJA A, et al. Moral hazard, adverse selection and health expenditures: a semiparametric analysis[J]. Rand journal of economics, 2013, 45(4): 747 – 763.

[8] BEST L, CARD R, GARBARINO L, et al. Integrating alzheimer's messages into chronic disease programs[J]. Innovation in aging, 2021, 5(1): 734 – 744.

[9]BIRGHILA C, BOONEN T J, GHOSSOUB M. Optimal insurance under maxmin expected utility[J]. Social science electronic publishing, 2020,20(3): 153 – 163.

[10]BJARNADOTTIR M, ANDERSON D, ZIA L, et al. Predicting colorectal cancer mortality: models to facilitate patient – physician conversations and inform [J]. Production and operations management, 2018, 27(12): 2162 – 2183.

[11]BUSCH C, KOCH T, CLASEN J, et al. Evaluation of an organizational health intervention for low – skilled workers and immigrants[J]. Human relations, 2017,70(8): 994 – 1016.

[12] CABALLINI C, PAOLUCCI M. A rostering approach to minimize health risks for workers: an application to a container terminal in the Italian port of Genoa[J]. Omega, 2020 (95):102094.

[13]CAPOCCIA K L, BOUDREAU D M, BLOUGH D K, et al. Randomized trial of pharmacist interventions to improve depression care and outcomes in primary care[J]. American journal of health system pharmacy, 2004, 61(4): 364 – 372.

[14]CARSON B. Firm – led malaria prevention in the United States, 1910 – 1920[J]. American journal of law & medicine, 2016, 42(2 – 3): 310 – 332.

[15]CHAUVIN P, CHOPARD B, TABO A. The role of optimism and pes-

simism in the substitution between primary and secondary health prevention efforts [J]. The BE journal of economic analysis & policy, 2020, 20 (1):1 -6.

[16]CHILD S, SHEAFF R, BOIKO O, et al. Has incentive payment improved venous thrombo – embolism risk assessment and treatment of hospital in – patients? [J]. F1000 research, 2013(2):41.

[17]CONNOLLY D, WRIGHT F. The nursing quality indicator framework tool[J]. International journal of health care quality assurance, 2017, 30(7): 603 – 616.

[18]CUDJOE J, DELVA S, CAJITA M, et al. Empirically tested health literacy frameworks[J]. Health Literacy Research and Practice, 2020, 4(1): 22 – 44.

[19]D' CRUZ P. Family – focused interventions in health and illness [J]. Journal of health management, 2003, 5(1): 37 –56.

[20]DARAGHMI E Y, DARAGHMI Y A, YUAN S M. MedChain: a design of blockchain – based system for medical records access and permissions management[J]. IEEE Access, 2019(7): 164595 – 164613.

[21]DASGUPTA P, HAMMOND P, MASKIN E. The implementation of social choice rules: some general results on incentive compatibility[J]. Review of economic studies, 1979,46(2): 181 –216.

[22]DAVE D, KAESTNER R. Health insurance and exante moral hazard: evidence from medicare[J]. International journal of health care finance and economics, 2009, 9(4): 367 –390.

[23] DEBRA G A, KERKVLIET J, COWAN J, et al. Survivorship care plans: health actions taken and satisfaction after use [J]. Oncology nursing forum, 2019, 46(5): 585 –594.

[24]DIANA A, LANDY A L, FLANAGAN S. State systems change in prevention resource management [J]. Journal of applied social science, 2014, 8 (2): 100 – 112.

［25］DIANA R, SAFRIN M, ROSLIZA A M. Management of non – communicable disease prevention at district level in Malaysia［J］. International journal of public health and clinical sciences, 2019, 6(4): 53 –67.

［26］DUAN L. Discussion on health management model of patients with chronic diseases［J］. Journal of advances in medicine science, 2019, 2(1): 20 –23.

［27］DUGLE G, RUTHERFORD S. Coping with the supply – side effects of free maternal healthcare policies in seven sub – Saharan African countries: a systematic review［J］. African journal of reproductive health, 2019, 23(1): 46 –54.

［28］EASTON A N, TELLJOHANN S K, PRICE J H, et al. An informational versus monetary incentive in increasing physicians' response rates［J］. Psychological reports, 1997, 81(3): 968 –970.

［29］FLEETCROFT R, SCHOFIELD P, ASHWORTH M. Variations in statin prescribing for primary cardiovascular disease prevention: cross – sectional analysis［J］. BMC health services research, 2014, 14(1): 1 –6.

［30］FRIDRICI M, LOHAUS A, GLASS C. Effects of incentives in web – based prevention for adolescents: results of an exploratory field study［J］. Psychology and health, 2009, 24(6): 663 –675.

［31］GEYMAN J. COVID – 19 has revealed America's broken health care system: what can we learn?［J］. International journal of health services,2021,51 (2):188 –194.

［32］GHAMAT S, ZARIC G S, PUN H. Contracts to promote optimal use of optional diagnostic tests in cancer treatment［J］. Production and operations management,2018,27(12): 2184 –2200.

［33］GIBBARD A. Manipulation of voting schemes: a general result［J］. Econometrica,1973,41(4):587 –602.

［34］GONG Y, KANG H, WU X, et al. Enhancing patient safety event reporting［J］. Applied clinical informatics,2017,8(3): 893 –909.

[35] GONUL S, NAMLI T, HUISMAN S, et al. An expandable approach for design and personalization of digital, just – in – time adaptive interventions [J]. Journal of the American medical informatics association, 2019, 26(3): 198 – 210.

[36] GRAINGER C, GORTER A, OKAL J, et al. Lessons from sexual and reproductive health voucher program design and function: a comprehensive review [J]. International journal for equity in health, 2014, 13(1): 1 – 25.

[37] HARRIS M, TOWNSEND R. Resource allocation under asymmetric information [J]. Econometrica, 1981, 49 (1): 33 – 64.

[38] HARUDDIN H, PURWANA D, ANWAR C. Phenomenon of causal fraud health insurance in hospitals: theory of gear fraud [J]. Asia pacific journal of health management, 2021, 16(4): 177 – 185.

[39] HE D, XU W, SU H, et al. Electronic health record – based screening for major cancers: a 9 – year experience in Minhang district of Shanghai, China [J]. Frontiers in oncology, 2019(9): 375.

[40] HE Y, GUO L, LIU Y, et al. Can goal – based health management improve the health knowledge, health belief and health behavior in people at high risk of stroke? A non – randomized controlled trial [J]. Neuropsychiatric disease and treatment, 2021(17): 3085.

[41] HODGSON D, FLASCHE S, JIT M, et al. The potential for vaccination – induced herd immunity against the SARS – CoV – 2 B. 1. 1. 7 variant [J]. Eurosurveillance, 2021, 26(20): 221 – 226.

[42] HOLMSTROM B, MYERSON R. Efficient and durable decision rules with incomplete information [J]. Econometrica, 1983, 51 (6): 1799 – 1819.

[43] HURWICZ L. On informationally decentralized systems [J]. Decision and organization, 1972: 297 – 336.

[44] IQBAL S, KIAH M L M, ZAIDAN A A, et al. Real – time – based E – health systems: design and implementation of a lightweight key management protocol for securing sensitive information of patients [J]. Health and technology,

2019, 9(2): 93 – 111.

[45]KEEHAN S P, STONE D A, POISAL J A, et al. National health expenditure projections, 2016 – 25: price increases, aging push sector to 20 percent of economy[J]. Health affairs, 2017,36(3):553 – 563.

[46]KERKKAMP R B O, VAN DEN HEUVEL W, WAGELMANS A P M. Two – echelon lot – sizing with asymmetric information and continuous type space[J]. Omega, 2019(87): 158 – 176.

[47] KONG F. How to understand the role of insurance mechanism in a global pandemic? [J]. International journal of environmental research and public health, 2021, 18(13): 6743.

[48] KORPERSHOEK Y J G, HERMSEN S, SCHOONHOVEN L, et al. User – centered design of a mobile health intervention to enhance exacerbation – related self – management in patients with chronic obstructive pulmonary disease (copilot): mixed methods study [J]. Journal of medical internet research, 2020, 22(6): e15449.

[49]KREINDLER S A, HASTINGS S, MALLINSON S, et al. The "hard, relentless, never – ending" work of focusing on discharge: a qualitative study of managers' perspectives [J]. Journal of health organization and management, 2021,36(2):164 – 177.

[50] KUIJPERS R, JOOSTEN T, NATRIS D. Participation in decision – making when designing care programmes and integrated care pathways [J]. International journal of care pathways, 2012, 16(1): 25 – 30.

[51]KUMAR R, DUGGIRALA A. Health insurance as a healthcare financing mechanism in India: key strategic insights and a business model perspective [J]. Vikalpa,2021,46(2): 112 – 128.

[52]LAKER L F, FROEHLE C M, WINDELER J B, et al. Quality and efficiency of the clinical decision – making process: information overload and emphasis framing [J]. Production and operations management, 2018, 27 (12):

2213 – 2225.

［53］LEE D C A, PRITCHARD E, MCDERMOTT F, et al. Falls prevention education for older adults during and after hospitalization: a systematic review and meta – analysis[J]. Health education journal, 2014, 73(5): 530 – 544.

［54］LIU X, HU M, HELM J E, et al. Missed opportunities in preventing hospital readmissions: redesigning post – discharge checkup policies [J]. Production and operations management, 2018, 27(12): 2226 – 2250.

［55］LOPEZ A T, FISHER J, SAMIE F H. Fall risk assessment and injury prevention in the Mohs surgery clinic: a review of the literature and recommendations for improving patient safety[J]. Dermatology online journal, 2019, 25(8): 1 – 7.

［56］MA P, SHANG J, WANG H. Enhancing corporate social responsibility: contract design under information asymmetry[J]. Omega , 2017(67):19 – 30.

［57］MACKOWIAK P A. Prior pandemics. Looking to the past for insight into the COVID – 19 pandemic[J]. Journal of community hospital internal medicine perspectives, 2021, 11(2):163 – 170.

［58］MANGAONKAR O A, SHAH D. Health insurance management process in hospitals using blockchain secured framework[J]. International journal of research in engineering, science and management, 2021, 4(10): 77 – 79.

［59］MATHIESEN A S, THOMSEN T, JENSEN T, et al. The influence of diabetes distress on digital interventions for diabetes management in vulnerable people with type 2 diabetes: a qualitative study of patient perspectives [J]. Journal of clinical & translational endocrinology, 2017(9): 41 – 47.

［60］MCALEER M. Prevention is better than the cure: risk management of COVID – 19[J]. Journal of risk and financial management, 2020, 13(3):46.

［61］MEHTA N, NI J, SRINIVASAN K, et al. A dynamic model of health insurance choices and healthcare consumption decisions[J]. Marketing science, 2017, 36(3): 338 – 360.

［62］MOORE M R, ARCHER M L. Red cross and red crescent health information system (RCHIS): functional design and usability testing protocol［J］. Prehospital and disaster medicine, 2019, 34(1): s86 – s87.

［63］ORGILL M, MARCHAL B, SHUNG – KING M, et al. Bottom – up innovation for health management capacity development: a qualitative case study in a South African health district［J］. BMC public health, 2021, 21(1): 1 – 19.

［64］ORWIN R G, EDWARDS J M, BUCHANAN R M, et al. Data – driven decision making in the prevention of substance – related harm: results from the strategic prevention framework state incentive grant program［J］. Contemporary drug problems, 2012, 39(1): 73 – 106.

［65］PHELPS C E. Illness prevention and medical insurance［J］. Journal of human resources, 1974(13):183 – 207.

［66］POLLACH G. Noncommunicable diseases［J］. New england journal of medicine,2013,369 (26): 2562 – 2563.

［67］PRAETORIUS T. Improving care coordination using organisational routines: care pathways as a coordination mechanism［J］. Journal of health organization and management, 2016, 30(1):85 – 108.

［68］PRICE D, HUGHES K M, THIEN F, et al. Epidemic thunderstorm asthma: lessons learned from the storm down – under［J］. Journal of allergy and clinical immunology: in practice, 2021, 9(4):1510 – 1515.

［69］ROSA M S, BORBA G S, VACCARO G L R, et al. Integration of evidence – based and experience – based design: contributions from a study in a health care service［J］. Revista produção online, 2015, 15(2): 527.

［70］SALVADO E Z, VAN ELTEN H J, VAN RAAIJ E M. The linkages between reimbursement and prevention: a mixed – methods approach［J］. Frontiers in public health, 2021(9):1 – 21.

［71］SHABAN W M, RABIE A H, SALEH A I, et al. A new COVID – 19 patients detection strategy (CPDS) based on hybrid feature selection and enhanced KNN classifier[M]//Knowledge – based systems. Blackwell Publishing Ltd, 2020, 20(5):106270.

[72]SKOLITS G J, BOSER J A. Using an evaluation hotline to promote stakeholder involvement[J]. American journal of evaluation, 2008, 29 (1): 58 – 70.

[73]SUN H, WANG H Y, STEFFENSEN S. Mechanism design of multi – strategy health insurance plans under asymmetric information[J]. Omega, 2022, 107(2):102554.

[74]TAO D, OR C K L. Effects of self – management health information technology on glycaemic control for patients with diabetes: a meta analysis of ran-domized controlled trials[J]. Journal of telemedicine and telecare, 2013, 19 (3): 133 – 143.

[75]TEJATIVADDHANA P, SURIYAWONGPAISAL W, KASEMSUP V, et al. The roles of village health volunteers: COVID – 19 prevention and control in Thailand[J]. ASIA PACIFIC Journal of health management, 2020, 15(3): 18 – 22.

[76]TEYMOURIFAR A, KAYA O, OZTURK G. Contracting models for pricing and capacity decisions in healthcare systems [J]. Omega, 2020 (100):102232.

[77]THOMAS J, WORRALL T. Income fluctuation and asymmetricinforma-tion:an example of arepeated principal – agentproblem [J]. Journal of economic theory,1990,51(2):367 –390.

[78]VALLY Z. Public perceptions, anxiety and the perceived efficacy of healthprotective behaviours to mitigate the spread of the SARS – Cov – 2/ COVID – 19 pandemic[J]. Public health,2020, 187(1):67 –73.

[79]VAN D G, VERKAIK A P. Resource allocation for animal health research [J]. Netherlands journal of agricultural science, 1989, 37(4): 301 –309.

[80]VANEPPS E M, TROXEL A B, VILLAMIL E, et al. Effect of

process – and outcome – based financial incentives on weight loss among prediabetic New York medicaid patients: a randomized clinical trial[J]. American journal of health promotion, 2019, 33(3): 372 – 380.

[81] VICKREY W. Counterspeculation, auctions and competitive sealed tenders[J]. Journal of finance, 1961, 16 (1): 8 – 37.

[82] VILMA Z, EGLE K. Improving motivation among health care workers in private health care organizations: a perspective of nursing personnel[J]. Baltic journal of management, 2007, 2(2):213 – 224.

[83] WANG C H. A three – level health inspection queue based on risk screening management mechanism for post – COVID global economic recovery [J]. IEEE Access, 2020(8): 177604 – 177614.

[84] WANG J J, LI Z P, SHI J, et al. Hospital referral and capacity strategies in the two – tier healthcare systems[J]. Omega, 2020(100):102229.

[85] WARNKE I, RÖSSLER W, NORDT C, et al. Assessing a financial incentive for reducing length of stay of psychiatric inpatients: implications for financing psychiatric services[J]. Swiss medical weekly, 2014(144): w13991.

[86] WEBB E M, MILLS A F. Incentive – compatible prehospital triage in emergency medical services[J]. Production and operations management, 2019, 28(9): 2221 – 2241.

[87] WENDIMAGEGN N F, BEZUIDENHOUT M C. Integrating promotive, preventive, and curative health care services at hospitals and health centers in Addis Ababa, Ethiopia [J] . Journal of multidisciplinary healthcare, 2019 (12): 243.

[88] WERE V, MOTURI C. Toward a data governance model for the Kenya health professional regulatory authorities[J]. The TQM journal, 2017,29 (4): 579 – 589.

[89] WILSHER S H, BRAINARD J, LOKE Y, et al. Patient and public involvement in health literacy interventions: a mapping review [J] . Research in-

volvement and engagement, 2017, 3(1): 1 – 13.

[90]WILSON D S, MONTIE M, CONLON P, et al. Nurses' perceptions of implementing fall prevention interventions to mitigate patient – specific fall risk factors[J]. Western journal of nursing research, 2016, 38(8): 1012 – 1034.

[91]WU S, LEHTO M R, YIH Y, et al. Impact of clinical reminder redesign on physicians' priority decisions[J]. Applied clinical informatics, 2010, 1 (4): 466 – 485.

[92]WU Z, HARRICH D, LI Z, et al. The unique features of SARS – CoV – 2 transmission: comparison with SARS – CoV, MERS – CoV and 2009 H1N1 pandemic influenza virus[J]. Reviews in medical virology, 2021, 31(2):1 – 11.

[93]YAN L, YAN X, TAN Y, et al. Shared minds: how patients use collaborative information sharing via social media platforms[J]. Production and operations management, 2019, 28(1): 9 – 26.

[94]YASAN C, BURTON T, TRACEY M. The Nurses' documentation of falls prevention in a patient centred care plan in a medical ward[J]. Australian journal of advanced nursing , 2020, 37(2): 19 – 24.

[95]YE M, DIBOULO E, KAGONE M, et al. Health worker preferences for performance – based payment schemes in a rural health district in Burkina Faso[J]. Global health action, 2016, 9(1): 29103.

[96]ZARGOUSH M, GÜMÜŞ M, VERTER V, et al. Designing risk – adjusted therapy for patients with hypertension[J]. Production and operations management, 2018, 27(12): 2291 – 2312.

[97]ZHANG Y, WANG Y, TANG J, et al. Mitigating overtime risk in tactical surgical scheduling[J]. Omega, 2020(93):102024.

[98]ZHENG S, TUCKER A L, REN Z J, et al. The impact of internal service quality on preventable adverse events in hospitals[J]. Production and operations management, 2018, 27(12): 2201 – 2212.

[99]ZHOU H, ZHANG S, ZHANG W, et al. Evaluation and mechanism

for outcomes exploration of providing public health care in contract service in Rural China: a multiple – case study with complex adaptive systems design [J]. BMC Public Health, 2015, 15(1): 1 – 12.

[100]ZHOU W, WAN Q, ZHANG R Q. Choosing among hospitals in the subsidized health insurance system of China: a sequential game approach [J]. European journal of operational research, 2017, 257(2): 568 – 585.

五、其他

[1] CDC (Centers for Disease Contril and Preveniton). 1918 Pandemic (H1N1 virus) [EB/OL]. (2019 – 03 – 20) [2024 – 01 – 19]. https://www.cdc.gov/flu/pandemic – resources/1918 – pandemic – h1n1.html.

[2]规划发展与信息化司.2020 年我国卫生健康事业发展统计公报 [EB/OL]. (2021 – 07 – 13) [2024 – 01 – 19]. http://www.nhc.gov.cn/guihuaxxs/s10743/202107/af8a9c98453c4d9593e07895ae0493c8.shtml.

[3]国家医保局:以人民为中心,切实保障患者医疗费用[EB/OL]. (2020 – 03 – 29) [2024 – 01 – 19]. http://society.people.com.cn/n1/2020/0329/c1008 – 31652667.html.

[4]国务院关于实施健康中国行动的意见[EB/OL]. (2019 – 07 – 15) [2024 – 01 – 19]. http://www.gov.cn/zhengce/content/2019 – 07/15/content_5409492.htm.

[5]健康中国行动推进委员会.健康中国行动(2019—2030 年)[EB/OL]. (2019 – 07 – 15) [2024 – 01 – 19]. http://www.gov.cn/xinwen/2019 – 07/15/content_5409694.htm.

[6]WHO(World Health Organization). In WHO global pulse survey, 90% of countries report disruptions to essential health services since COVID – 19 pandemic[EB/OL]. (2020 – 08 – 31) [2024 – 01 – 19]. https://www.who.int/news/item/31 – 08 – 2020 – in – who – global – pulse – survey – 90 – of – countries – report – disruptions – to – essential – health – services – since – covid – 19 – pandemic.

［7］习近平：决胜全面建成小康社会 夺取新时代中国特色社会主义伟大胜利——在中国共产党第十九次全国代表大会上的报告（2017 年 10 月 18 日）［EB/OL］. (2017 – 10 – 27)［2024 – 01 – 19］. http://www. gov. cn/zhuan-ti/2017 – 10/27/content_5234876. htm.

后记

本书在写作过程中深入探讨了健康管理中的预防激励机制设计，不仅是对预防激励机制设计理论的深入研究，更是对健康管理领域实践的细致观察与思考。通过详尽的文献综述和模型研究以及实证研究，本书试图为读者揭示预防激励在健康管理中的重要性及其应用价值。

研究内容回顾

本书通过对信息不对称情形下各种疾病的预防机制进行研究，挖掘了其中存在的现实问题，并分别针对不同情境给出了新的预防激励机制。下面分别从三个方面回顾本书的研究内容。

针对信息不对称问题，本书构建了一个旨在减少信息优势方对信息劣势方利益损害的预防激励体系。该体系利用机制设计中的激励相容原理，确保各参与主体在追求自身利益的同时，也能实现整体利益的最大化。本研究从各参与主体的利益出发，提出了可持续性改进策略以引导不同主体提高预防激励的积极性。进行合理的激励机制设计，以期激发个体和健康系统的预防意愿，从而提升预防服务的效果，扩大预防服务的覆盖面。此外，本书引入了激励相容性和个体理性的概念以完善预防激励机制设计的评价。

在遗传病的预防方面，本书设计了相应的激励机制。该机制的核心是一套健康保险组合，通过精心设计的价格和服务组合，确保个体和健康系统满足激励相容原理。这为解决高风险个体可能存在的欺诈和隐瞒问题，以及为健康系统避免高风险个体的风险转移情况，提供了有效的解决方案。

针对常见慢性病的预防，本书设计了相应的激励机制。该机制主要包含细化补贴方案与明确基层医疗卫生机构的权利和责任，并拓展其职能范围。通过补贴的细化，更有效地激励健康服务各参与主体的预防积极性。明确基层医疗卫生机构的权利和责任并拓宽其职能范围，可以激发其主动预防的热情，提高预防服务的质量和效率。此外，本书还针对突发传染性疾病的预防设计了相应的激励机制。这一机制的核心在于对健康系统的双重激励以及针对个体的预防补贴规则。通过双重激励确保健康系统在面对突发传染性疾病时能够迅速应对，同时通过预防补贴规则激发个体的预防积极性。

存在的问题

尽管本书在预防激励研究方面取得了一些进展，但仍存在许多问题，需要进一步探讨。

首先，如何精确测量和评估预防效用是一个具有挑战性的问题。预防效用的量化对于激励机制的设计至关重要，但在实际操作中可能面临诸多困难，如数据获取、测量方法的准确性等。此外，对于某些罕见病或交叉领域的疾病，制定有针对性的预防激励机制可能更加复杂，需要综合考虑多方面的因素。

其次，如何平衡预防激励与个体自由选择权的关系是一个值得深入探讨的问题。个体在选择接受健康服务时可能面临经济、文化、心理等多方面的考量，要设计合理的预防激励机制以促进个体参与预防的同时保障其选择权，需要谨慎处理。

最后，预防激励的长期效果是一个需要关注的问题。尽管某些预防措施可能在短期内取得显著效果，但其长期影响如何仍需进一步观察和研究。此外，预防激励的效果可能受到多种因素的影响，如个体差异、社会经济条件等，如何在这些复杂因素中识别关键因素并制定有效的预防激励机制是一项具有挑战性的任务。

致　谢

本书在写作过程中，得到了许多人的帮助和支持。首先感谢我的导师王海燕教授，他严谨的学术态度和深厚的学术造诣为本书的研究提供了宝贵的指导。感谢梁海明老师在研究过程中给予我的悉心指导和支持，他的宝贵意见使本书的研究更加完善。同时，感谢陈琴老师在数据分析和实证研究方面提供的专业指导与技术支持。

感谢实验室的同事在研究过程中提供的帮助和支持，他们的积极参与和讨论为本书的研究提供了新的思路与方法。感谢参考文献的所有作者，他们为本书提供了丰富的理论依据和实证数据，正是他们的研究成果为本书提供了重要的参考和借鉴。

感谢出版社的编辑对书稿的认真审阅和修改。他们专业的编辑意见使本书更加规范和准确。同时，感谢所有参与书稿校对的工作人员，他们细致的工作确保了书稿的质量。

最后，感谢所有资助本书研究的机构和组织，没有他们的慷慨支持，研究进程将受到很大的阻碍。

本书的完成是众人共同努力的结果。希望能通过本书对健康管理领域的预防激励研究做出一定的贡献，并为后续研究者提供有益的参考和启示。

孙　欢

2023 年 12 月 28 日